胡希恕医学全集

胡希恕讲仲景脉学

（第二版）

段治钧　编著

中国中医药出版社

·北京·

图书在版编目（CIP）数据

胡希恕讲仲景脉学 / 段治钧编著 .—2 版 .—北京：
中国中医药出版社，2017.10（2019.7重印）
（胡希恕医学全集）

ISBN 978-7-5132-4391-9

Ⅰ . ①胡…　Ⅱ . ①段…　Ⅲ . ①脉学　Ⅳ . ① R241.1

中国版本图书馆 CIP 数据核字（2017）第 228934 号

中国中医药出版社出版

北京经济技术开发区科创十三街31号院二区8号楼
邮政编码　100176
传真　010 64405750
山东德州新华印务有限责任公司印刷
各地新华书店经销

开本 710×1000　1/16　印张 14　字数 186 千字
2017 年 10 月第 2 版　2019 年 7 月第 3 次印刷
书号　ISBN 978 – 7 – 5132 – 4391 – 9

定价　39.00 元
网址　www.cptcm.com

社长热线　010-64405720
购书热线　010-89535836
维权打假　010-64405753

微信服务号　zgzyycbs
微商城网址　https://kdt.im/LIdUGr
官方微博　http://e.weibo.com/cptcm
天猫旗舰店网址　https://zgzyycbs.tmall.com

如有印装质量问题请与本社出版部联系（010-64405510）

《胡希恕医学全集》总序

胡希恕先生（1898—1984）是现代经方大家，我们学习和整理其著作已走过四十余年历程。值此胡老诞辰 120 周年前夕，我们编辑、刊出《胡希恕医学全集》以飨读者。

想当初，跟随先生抄方、聆听先生讲课、抄录先生笔记一段时间后，我们似感已了解老师学术的全部内涵。但随着学习的深入，我们才渐渐感悟到，自己对老师学术思想的认识、对经方医学的认识，尚只"登堂"，并未"入室"，这在我们已整理出版的胡老系列著作上有所体现。

早期，我们整理了胡希恕先生的临床验案及主要学术思想，发表于国内外期刊；并整理了胡老对《伤寒论》研究的笔记、胡老讲课录音等，出版了《经方传真》（初版）、《中国百年百名中医临床家·胡希恕》等，初步认识到胡希恕先生提出的"《伤寒论》的六经来自八纲"学术思想，理解了为何日本学者经考察后做出"胡希恕先生是有独特理论的、著名的《伤寒论》研究者、经方家"的高度评价。

胡希恕先生的著作刊出后，受到国内外医界的关注和热评，尤其是他提出"《伤寒论》的六经来自八纲"的思想，震撼了国内外医界，甚至被盛赞为"开启了读懂《伤寒论》的新时代"！随着医界同仁对胡老学说的重视，我们也进一步深入学习和探讨胡老学说的"学术轨迹"。2006 年，我们看到了胡老更多的手稿笔记，并惊奇地发现：胡老于 1982 年讲完《伤寒论》《金匮要略》原文后，在病重期间还继续修改其"经方笔记"（如对《伤寒论》第 214 条进行了重新注

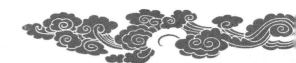

解）。最值得注意的是，胡老对《伤寒论》第 147 条、148 条的注解，不同时期的差别很大：1983 年胡老对这两条的认识，与 1982 年的认识有明显不同。随后，我们再翻看胡老其他年代的相关笔记，竟然发现胡老对这两条的认识，大约 10 年就有一个变化！

对手稿笔记不厌其烦地反复修改，突显了胡希恕先生治学态度的严谨、对经方研究的执着，亦使我们通过胡老的"修改痕迹"，看到了经方医学发展的"学术轨迹"。《伤寒论》的每一条文、每一方证，均来自于临床的反复实践，是几代人、几十代人诊疗历史的循证结果。后来，我们通过对相关医史文献的学习，更加明确了胡希恕先生所倡导的经方体系、被赞誉的"独特理论"，是与以《内经》为代表的医经理论体系不同的经方医学。因此，我们又重新整理了先生的有关著作，出版了《经方医学：六经八纲读懂伤寒论》《胡希恕伤寒论讲座》《胡希恕金匮要略讲座》等多部著作。

通过几十年的整理、学习胡希恕先生的学术思想，我们明确了"《伤寒论》的六经来自八纲"的核心观点，理解了"六经是如何形成的"这个疑难谜题。通过进一步的学习和临床，我们在学术观念上有了重大突破，更加明确地提出：中医自古就存在两大医学理论体系，即以《内经》为代表的医经体系和以《伤寒论》为代表的经方体系。

值此胡希恕先生诞辰 120 周年前夕，我们经过反复研讨、精心编辑，终于推出《胡希恕医学全集》。全集重在整理胡希恕先生对经方医学的理论阐述和临床应用（含医案解析），尤其侧重胡老对《伤寒论》《金匮要略》条文的注解、对经方方证的研究。全集包罗万象、精彩纷呈：有以胡老讲课录音为主者，有以胡老手稿笔记为主者，还有录音笔记结合、胡老弟子整理的"精华版"，从各角度、各方面系统完整地反映了胡老对经方的研究成果和临床经验。需要说明的是，全集所刊内容，原则上以胡老笔记和授课的原始记录为主，以便体现胡老原原本本的学术风貌。至于我们作为胡老亲授弟子对胡希恕学术思想的理解和注释，则以"解读"或"编者按"的方式进行附加说明。

全集试图展现胡希恕先生长期研究经方的思想历程，体现不同时期、不同阶段胡老对经方的认识。当然，全集之中的"解读"篇章，亦体现了胡老弟子继承和弘扬经方医学的心路历程。我们在继承胡老学说的基础上，也做了一些新的学术探讨：如在《胡希恕病位类方解》的基础上，我们探讨了如何把胡老对经方按照"表、里、半表半里"分类，进一步全部按照"六经"分类。后来，以"经方六经类方证"为特色的《经方传真（修订版）》出版后，受到了国内外经方同仁的青睐与好评，这使我们倍受鼓舞，促使我们更加精细地对《伤寒杂病论》的六经和方证进行新探讨。当然，我们对胡老学说所做的整理工作还有很多不足之处，对经方医学的研究尚待进一步深入。每当我们因工作疲劳，稍显倦怠之时，胡希恕先生严谨治学之语就在耳边响起——每每有人劝说胡老出书时，胡老总是说："我还没考虑好，等考虑好后再说吧！"

此次，我们编辑出版《胡希恕医学全集》，其目的除了让我们能够系统、完整地学习胡希恕"六经－八纲－方证"经方医学体系外，还希望广大读者能够通过全集有所感悟：胡希恕先生研究经方的成果，只是经方医学发展过程中的一小部分。对《伤寒杂病论》乃至"经方医学"的深度研究，需要下大力气进行继承和弘扬。"经方医学"仍然存在许多问题亟待研究、探讨和突破，需要一代又一代医家进行理论思考和临床实践！

让我们努力做一代经方传人吧！

冯世纶

2016 年中秋

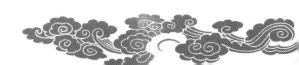

前　言

胡希恕（1898—1984），中医临床家、教育家，近代经方学派大师[1]。治病济世六十余年，毕生致力于仲景学说的研究和实践，形成了自己的独特见解，取得了世人瞩目的成就。日本中医界称其为"中国有独特理论体系的、著名的《伤寒论》研究者、经方家"。

先生追源溯流，厘《伤寒杂病论》成书之经纬，强调仲景书大都取法于失传的《汤液经》，有别于《内经》而自成独特的经方理论体系[2]；析八纲真义，明六经真谛，洞悉中医辨证施治的精神实质，强调《伤寒论》的六经不是经络学的六经，而是在八纲辨证基础上发展的理论总结，乃人体患病后，症状与病位一般规律反映的六种类型[3]；条辨缕析，去伪存真，指出原书某些内容的历史条件局限性，纠正历来注家对某些条文释解之错误[4]；以丰富的临床经验，积极倡导方证相应规律，灵活运用，充分发挥经方的卓越疗效，给后人学习、研究

————————————

①　胡希恕先生小传，参见《胡希恕讲伤寒杂病论》（主编冯世纶，人民军医出版社 2007 年 1 月出版）

②　参见《解读张仲景医学——伤寒六经方证直解》（主编冯世纶、张长恩，人民军医出版社 2006 年 8 月出版）

③　参见上①同书的绪论。这篇绪论原稿即《辨证施治概论》，标题顺序略有改动。原文的一部分曾发表于 1980 年 4 月《北京中医学院学报》。

④　参见上①同书上、下篇的讲解内容，或《胡希恕伤寒论讲座》《胡希恕金匮要略讲座》（主编鲍艳举、花宝金、侯炜，学苑出版社 2008 年 7 月出版）等已出版的有关书籍，读者会发现很多胡老的独特见解，相信读者会受到深刻的启发。

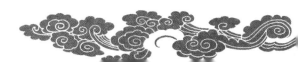

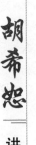

仲景原著以深刻启迪①；诲人不倦，扶掖后学，以高尚的医德树后人学习之楷模②。

余不敏，有幸虚忝同门之末，亲聆胡老教诲七八年，结缘有兹十八载，感悟良多，受益终生。偶检恩师遗帙，得《脉学概说》一篇。这是胡老生前未发表的一篇论文，它和《辨证施治概论》一样，同样是胡老研究仲景原著的一篇力作，集中体现了胡老重要的学术思想。其精神、内容在已出版的传播胡老学术思想的多本著作中，已多次有过引用，虽然表达方式或有不同，但依其文意，我认为均是以此文为最早蓝本者。更重要的是，此文之后，胡老有一个写作计划，即依《伤寒论》《金匮要略》原文，用集中分类的方法，续写书中各基本脉象主病的分析。惜乎只写了"浮脉主病的分析"和"沉脉主病的分析"两篇，即搁置了。胡老的用意是十分明显的，欲穷脉诊在六经八纲辨证施治中的作用和方法，舍仲景书又于何处求之呢？这是胡老一贯的治学思想。为了完成胡老的遗愿，我以有限的能力，按胡老已做的示例，根据侍讲时的学习笔记，完成了本书，取名《胡希恕讲仲景脉学》。并将胡老原文作为本书的总论和第一章、第二章的内容。仲景脉学最突出的特点是：与平脉比较求其差象，脉取太过与不及；寸、关、尺三部不配属脏腑，来自八纲辨证并服从于六经八纲的辨证体系，主要着眼于疾病的病性、病位、病情的确认，并不使人觉得捉摸不定，反而格外显得朴实无华可按可寻；特别强调脉证互参，对全部的脉证进行详细的分析，使之无矛盾地统一起来，以达成对一个病证的正确判断。

① 参见《中国百年百名中医临床家丛书·胡希恕》（主编冯世纶，中国中医药出版社 2001 年 1 月出版）

② 参见《经方传真：胡希恕经方理论与实践》（修订版）（刘渡舟、谢海洲教授作序。主编冯世纶、张长恩，中国中医药出版社 2008 年 6 月第二版。胡老一生从学众多，冯世纶、张长恩、李惠治、张舒君、樊正伦诸教授、学者等，均为发扬胡老学术思想之有大成者，且为传承推广胡老学术思想之功臣）

《脉学概说》原文为草稿，今依原稿整理，以飨读者，文中标题均为笔者所加。倘有不妥之处，或后续文章有错漏之疵，当为笔者之责，望读者予以指正。

段治钧

2009 年 10 月

凡　例

一、本书所择条文，均源自《伤寒论》《金匮要略》原文。按先伤寒、后金匮，各依条文先后，顺次择录之。

二、书中 26 种脉象均见诸于仲景书，亦皆临床习用之脉名，此基本脉象主病的分析，即是六经八纲辨证全部脉证分析之基础，也是学习掌握仲景脉学之阶梯。

三、本书所择仲景书原文凡 135 条、45 方、60 味药物。135 条中，以单象脉主病的分析条文为主，显有不足者，也择取了少数兼象脉或复合脉的条文以补充之。

四、有的条文同时述有几种脉象，例如《金匮要略·水气病脉证并治》的第一条："师曰：病有风水、有皮水、有正水、有石水、有黄汗。风水其脉自浮，外证骨节疼痛，恶风；皮水其脉亦浮，外证胕肿，按之没指，不恶风，其腹如鼓，不渴，当发其汗。正水其脉沉迟，外证自喘；石水其脉自沉，外证腹满不喘；黄汗其脉沉迟，身发热，胸满，四肢头面肿，久不愈，必致痈脓。"则本条在浮脉的主病一章中全面予以释、注；出现在后的沉脉，在有关章节则只录条文，不再赘录释、注及方剂。余均仿此。

五、书中 [释] [按] 是笔者从学时，胡老多年授课讲义中的一个版本。〈注〉〈按〉〈方解〉是笔者历次听讲学习笔记的综合整理和学习体会，仅供参考。

六、胡老的 [释] [按] 和笔者的〈注〉〈按〉〈方解〉中，有时要提示读者与仲景书其他条文比较、互参，这就需要读者手头备有仲景书随时参看为宜。

目录 *MULU*

胡希恕
讲仲景
脉学

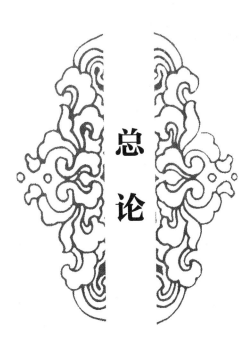

总 论

一、脉与证的明确概念

中医是依据患者的全身症状反应，进行统一的观察与分析，讲求适应整体的辨证施治。这是中医诊疗方式方法的特色，也是中医的独有精神。一个中医师治病有无疗效，关键在于能否做到取证全面、辨证精确，并以其程度为先决条件。所以举凡目之所能望，耳之所能闻，问之所能知，切之所能感（包括诊脉和诊腹），均为中医辨证取材的对象，并将此望、闻、问、切称为四诊，可谓平等对待，无轻重之分。

不过一者脉象繁复多端，只凭指下体会以验其错综变化，不似望闻问以及腹诊等较为具体而易知；二者辨证论治虽需四诊合参，但在中医经久的实践体验下，脉诊确有其主导作用。由于以上两点的关系，凡由望闻问及腹诊所得的结果，统称之为证，而脉乃个别独立起来，把四诊的断病论治，就变为辨脉辨证的论治了，这中间必有一个相当长的实践发展过程。观仲景书篇章的标题，例如《伤寒论·辨太阳病脉证并治》《金匮要略·疟病脉证并治》等，正是表明这个道理。

二、脉象在中医脉学中的意义

今所谓脉学者，即研究有关脉诊的理论、方法及其在诊疗上所起作用的一种学识，脉象是中医脉学研究的主要对象。

何谓脉象？无病健康人的脉，谓之平脉，平脉不以象名。人若有病，则脉失其平，就其不平者，才名之以象，即为病脉。一般临床辨证中所谓脉象，都是指病脉说的，而病脉的脉象即是与平脉相比的差相。

脉象是相对平脉比较而来，所以脉取太过、不及，当为辨脉之大法。古医籍《内经》《难经》对于诊脉均有较详细的论述，在仲景书中，更以证治实例阐明诊法和脉理，脉取太过与不及在书中均有明文，惜读者不悟也。太过者，谓较平脉为太过也；不及者，谓较平脉为不及也。脉象虽极复杂，概言之无不分属以上两大类别。

各种脉象归纳起来，有来自脉动状况，如数、迟是也；有来自脉体状况，如大、细是也；有来自血行状况，如滑、涩是也。此三者和上述脉象的两大类别，即为脉象生成的源头。

脉象和症状一样，都是罹病机体异于健康时的一种反应，不过它比一般的症状更富于敏感性。举凡表、里、阴、阳、寒、热、虚、实诸证，无不应之于脉象，故对于中医的辨证施治，有其一定的指导作用，这就自然而然地促进了中医对于脉诊的研究与发展。

《内经》、《难经》、仲景书，虽均有脉象名称，但很少阐述各脉的形象。这是因为在仲景之前，医家认为这是诊病常识，故不加细述。历来脉书对于脉象的说明，不少出于主观臆想，往往把一脉说成数象，把数脉混为同形，描述比喻虚玄，使后学无从遵循，因此有论脉之书愈精，令人指下愈乱的愧叹。但是如果我们从脉象生成的源头出发，再通过对仲景著作原文的研究分析，就不难掌握仲景脉学的真谛了。

三、脉应与疾病的关系

远在千百年前，我们的医学先辈于事实的体验下，即正确地认识了人体血脉的敏感作用。人身血脉的变化不但反映了机体内在环境的改变，还反映了外部自然界的异动。所以《内经》才有四时色脉的说明。

人如果惊惧则面色苍白，羞愧则面色潮红……其有感于血脉之变化，然而这只是一般的精神刺激，实际远不如疾病在身体所引起的变

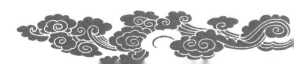

化。人如果患病，则必致机体正常机能的改变，而此改变当不外乎正常或不正常两途，超乎正常则谓之太过，不够正常则谓之不及。超过与不够的机能改变，即诸多病理的原因，脉应之则显诸多太过和不及的脉象。如浮、数、实、大、滑……为诸不同原因的太过脉象；而沉、迟、虚、细、涩……为诸不同原因的不及脉象。

太过脉以应有余，不及脉以应不足。太过脉应有余者，谓浮、数、实、大等太过的一类脉，以应阳、热、实等有余的证；不及脉应不足者，谓沉、迟、虚等不及的一类脉，以应阴、寒、虚等不足的证。这是脉应于病的一般规律，在特殊情况下，太过脉亦应不足，不及脉亦应有余。因为这种特例的存在，所以我们应该注意，辨证必须脉证合参，不可偏废。

假如医者能把握住这些原则，并且清楚地知道每一脉象所反映的实际内容，那么凭脉以诊病，也就不是难于理解的一件事了。关于此点，确实需要感谢我们伟大的医学祖先，给我们积累了丰富而珍贵的经验，不但对于每脉的所主均有正确翔实的记载，对于脉与脉、脉与证之间，交互错综变化下的辨证施治方法，亦均有指示周详的相关书籍留传下来。所以一个中医师，只要他诊脉取象正确，并能依法参照所有病证，以求诊治之道，那是不会错误的。

四、诊脉

诊脉指诊查脉象而言。

寸口动脉虽只是寸许长一条血管，但在中医看来，却是极其复杂而多变的一个应病机关。诊脉也并非信手抚按脉管，而是有其一定的方式方法的，兹概要介绍如下。

（一）诊脉取象的方法

如前所述，浮、沉、数、迟、实、虚、大、细、滑、涩等极其繁复的脉象，只是若干不同的抽象概念，如何能令其一一明辨于指下？未尝研究过中医学的人士，大都不免有此疑问。其实凡脉之为象，均有其取象的基础内容。例如浮沉为象是取之于脉动位置的浅深，而数迟为象是取之于一定时间内脉动至数的多少。虽浮、沉、数、迟等象名失之空虚而难知寻，但位置、至数等内容，确有实际之可查。其他如脉的实虚，乃关于脉动力量的盛衰；脉的大细，乃关于脉管广度的宽窄；脉的滑涩，乃关于脉内血行的畅滞等。由此可知中医所谓任一脉象，都是属于脉的个别内容的消长反映，那么依照脉象的内容，以按寻其消长情况，又何难之有呢？

以上只是有关诊脉取象方法的一个重要部分，若认为如此便可毫无遗憾地达成诊脉取象的目的，那又未免把它看得太容易了。因为虽知以脉动的浅深以诊脉的浮沉，但是医者心中不先有个不浮不沉的标准，是难以辨出或浮或沉的脉象的。同理以推，医者心中必须先有不数不迟、不实不虚、不大不细等诸多的标准，才可以辨出或数或迟、或实或虚、或大或细等诸多的脉象。此所谓不浮、不沉、不数、不迟等标准脉象，是属于健康无病之人的正常脉应，即中医之平脉。

谓之平者，即平正无偏，以证病脉之太过与不及之意。欲求诊脉取象的正确，势必于平脉有足够的体验才行。不过此事亦非容易，因同是健康无病的人，老壮儿童脉即有差，男女肥瘦脉亦互异，况且春夏升发脉常有余，秋冬收藏脉恒不足。故有老壮儿童的平脉，有男女肥瘦的平脉，还有四时不同的平脉等。为了丰富我们对于平脉的标准知识，就必须于多种多样的人体上做长时间的不断练习，才能达到心中有数、指下明了的程度。此为练习脉诊必须要做的首要功夫。

由以上的简单介绍，对于诊脉取象的方法，当有个概要的体认，至于所有的脉象及其有关诊查的内容，以上所举自然不够全面，为节省文辞，列表如下以代说明（表1）：

表1　　　　　　　　　　　脉象及有关诊查的内容

脉诊的取象内容	平脉	病脉	
		太过	不及
有关脉动的诊查：			
1. 脉动的深浅	不浮不沉	浮	沉
2. 脉动的速率	不数不迟	数	迟
3. 脉动的力量	不实不虚	实	虚
4. 脉动的节律	不动不结	动	结
	不促不代	促	代
有关脉体的诊查：			
1. 脉管应指的长度	不长不短	长	短
2. 脉管的广度	不大不细	大	细
3. 脉管的约束性能	不紧不缓	紧	缓
4. 脉管的绷直性能	不弦不弱	弦	弱
有关血行的诊查：			
脉内血行的畅滞	不滑不涩	滑	涩

　　观上表可知，中医诊脉是分三个方面共九项内容，而个别地与平脉进行比较取象。表中的二十种单象脉，即依此法而诊取。

　　病脉是平脉的差象，故不论太过与不及，均当有微甚程度的区分，如浮脉有微浮、甚浮，沉脉有微沉、甚沉等。在习惯上亦有为此类脉另立专称者，如数之甚者称为疾（急）脉，沉之甚者称为伏脉。

　　另外脉来所现也有非单纯一象者，而是两种或多种单象脉同时出现，如脉大而实；或细而虚；或浮、大而涩；或浮、大、涩而弦等。在习惯上亦有为此类脉另立专称者，如洪脉、微脉、芤脉、革脉等。还有更多的兼象脉并未立专称，而临证则随时可见。见表2。

　　以上提到的共计二十六种脉，多数为单象脉，也有另立了专称的微甚脉和兼象脉，皆为临床习用之脉名，我们可称之为基本脉象。

表 2　　　　　　　　　　　微甚脉和兼象脉

名称	微或甚	兼象	太过或不及
疾（急）	数之甚		太过
伏	沉之甚		不及
洪		大而实	太过
微		细而虚	不及
芤		浮大（虚）涩	不及
革		芤而弦	不及

（二）三部九候的诊法

三部九候，即辨脉之则。关十三部九候，有《内经》和《难经》二法。《内经》讲求遍诊法，而《难经》独取寸口。前法不行已久，于此不加讨论，今只就后者加以说明。

寸口脉即今之桡骨动脉，诊时可以中指端向掌后高骨动脉处按之，即为关位，然后再下食指与无名指，前指所按即寸位，后指所按即尺位。因人的高矮不同，故下指亦有疏密。把脉体分而为三，寸、关、尺谓为脉之三部。

诊查脉象时，轻下其指以候之（即浮脉诊取之指力），谓为浮取；重下其指以候之（即沉脉诊取之指力），谓为沉取；不轻不重以候之（即平脉诊取之指力），谓为中取。浮、中、沉谓为脉之三候。每部各有浮中沉之三候，三而三之为九，故谓为三部九候。

诊脉之所以要讲三部九候者，以脉之应于病，常以部位和为候的不同而异其形象。例如寸脉浮而尺脉弱，即属于部位之不同象；又如脉浮虚而沉涩，即属于为候的不同象。这种部位不同象或为候不同象的脉象，可称之为复合脉，似此为例甚多，无须一一列举。

可见，虽知诊脉取象之道，但如不按三部九候之法求之，则不足以知全部的脉象，必须两者结合为用，才可以尽诊脉的能事。

诊脉时，要分别就脉动、脉体、血行各方面的内容逐一细审，尤其初学者，更应专心于一，不得二用。例如诊查脉动位置的深浅时，

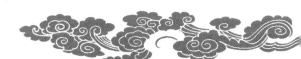

不要旁及次数的多少；诊查脉动次数的多少时，亦不要旁及力量的强弱等。要这样依次推敲，一一默记。当然，熟能生巧，已有多年经验的中医，指下非常敏感，异象所在，伸手可得，但此非一朝一夕之功，都从锻炼中来。

五、辨脉

辨脉指根据脉象以辨其应证言。

（一）有关对疾病诊断的说明

中医所谓诊断，是依据四诊的方法，以明确当时患者全面的脉和证，而于此所有的脉与脉、证与证、脉与证等诸多方面的错综交互的关系上，加以个别细致的分析，然后把这些分析的结果统一起来，以判断病位、病性、病情，以及适宜于哪种疗法和方药。所以说中医的诊断并不是要求固定的明确病名，乃是要求及时地适应治法。对于这一事实，脉诊虽有一定的作用，但主要还是决定于全部脉证上面，而很少单独由脉本身来决定的。正因如此，若想明确辨脉在诊断上的作用，就势必要涉及中医各科治疗等多种知识，实非三言两语所能道其究竟。故在此只能择要予以说明。

（二）各脉的主病

这是说明每种脉主于为病的某一或某些属性或因素。例如浮脉的主病，说它主表、主热、主虚，即是说患者的脉如现浮象，则其为病当不外乎属表、属热或属虚等属性中的一个。如同时参照并见的脉和证，便能较容易地确定其究竟属于哪一种。所以关于脉的主病研究，于诊断上是占有相当重要地位的。今较为详细地把所列各脉的主病问题，做如下的阐述。

1. **浮** 浮脉是脉动深度的浅在象，它是脉动的位置较平脉浅浮于外者，故谓之浮，属于太过的一种脉。凡是脉太过，均主有余的一类病。所谓有余，包括邪气盛实之有余，或病势进展的有余，或机能亢盛之有余等内容（以下仿此不另说明）。今浮脉既属脉动浮浅向外的有余，为阳气亢进于体表的象征，病邪由于阳气之亢拒于外，只能发为在表的病，所以浮脉主表；热盛者气为之张，所以浮脉亦有时主热；阴血虚于内，阳气浮于外，此浮由于内在血液之虚（伤津亡血），所以浮脉有时亦主虚。

2. **沉** 沉脉是脉动深度的潜在象，它是脉动的位置较平脉深沉于内者，故谓之沉，属于不及的一种脉。凡是脉不及，大都主机体机能的障碍或沉衰（以下仿此不另说明）。今沉脉既属脉动沉潜在里的不足，为阳气受阻于里之形象，故沉脉主里；然阳气虚衰，脉亦沉陷不振，故脉沉亦主虚、主寒；阳气不振，则水留不行，寒水过盛，亦足致阳气沉衰，故沉脉有时亦主水。

3. **数** 数是脉动速率的太过脉。若于定时内，脉动的次数较平脉为多者，即谓为数。心主血脉，脉动发于心，心受盛热刺激加速其运动，故数脉主热；热盛则阴液为伤，阴液虚衰，亦恒促使发热，久病脉数，多属虚损，故数脉亦有时主虚。

4. **迟** 迟为脉动速率的不及脉。若于定时内，脉动次数较平脉少者，即谓为迟。体内热能衰减，影响心脏跳动迟缓，故迟脉主寒；血循环减退，机体营养不足，故迟脉亦主营气不足；病实于里达至相当程度，亦足使血行为阻而脉现迟，故迟脉有时亦主里实。

5. **实** 实为脉动力量的太过脉。因其按之脉动较平脉实而有力，故谓为实。为邪气既盛而正气抗拒亦力之象，故主实证。

6. **虚** 虚为脉动力量的不及脉。因其按之脉动较平脉虚而无力，故谓为虚。为人已虚、正气抗邪力衰之象，故主虚证。

7. **结** 结为脉动节律上有间歇的脉象。若脉动时一止，而止即复来，则谓为结。结者，如同绳的中间有结，但前后仍相连，寓间歇时间甚暂之意，属于不及脉一类。心气虚、血少，脉乃间歇，故结脉

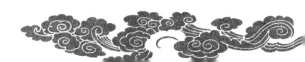

主心虚血少；但瘀血阻碍亦恒致脉有间歇，故结脉又有时主血瘀。

8. **代** 代亦脉动节律上有间歇的不及脉。若脉动中止，良久而始再动，则谓为代。代者，更代之意，因间歇时间较久，有似另来之脉以代前者。代亦主心虚血少，其有似结脉，但较结脉为重笃；虽亦主瘀血，但多属虚证，而不似结常主瘀血之实证。

9. **动** 此脉来源于脉动的不匀。若脉动有似跳突（起伏形象上的表现）或摇摆（前后部位上的表现）者，即谓之动。动为脉动突出于一点的太过脉。机体受急剧的刺激，随其所受处所，应之于脉的左右上下相当的部位（此可参看后之三部九候规律），而显如豆的跳突，故动脉主惊（惊则胸腹动悸）、主疼痛。

10. **促*** 此脉亦来源于脉动的不匀整。促为迫或近之意，若脉动迫近于上、于外，即寸脉浮关以下沉者，则谓为促。促为脉动促击于寸上的太过脉。表不解则邪气冲击于上，脉因应之促击于寸口，故促脉主表；亦主气上冲（上实下虚多见此脉）。结胸病有时见此脉。

*《脉经》谓促为数中一止的脉。后世脉书虽有异议，但仍以促为数极，此亦非是。促为迫上、迫外之意，实即寸浮关以下沉的脉。仲景书论促脉共4条，如：

"伤寒脉促，手足厥冷，可灸之。"

【释】伤寒而手足厥逆，乃外邪里寒的为证，故脉应之促。寸浮以应表邪，关以下沉以应里寒。灸之即先救里而后救表之意。

"太阳病，下之后，脉促胸满者，桂枝去芍药汤主之。"

【释】太阳病下之后，其气上冲者，可与桂枝汤；今胸满即气上冲的为候，故脉应之促。虽气冲胸满，但由于下后伤腹气，芍药非腹气虚所宜，故去之。

"太阳病，桂枝证，医反下之，利遂不止。脉促者，表未解也。

喘而汗出者，葛根黄芩黄连汤主之。"

【释】于此明明提出脉促为表未解之应，则寸脉浮又有何疑！关以下沉，正是下利不止之应。

"太阳病，下之，其脉促，不结胸者，此为欲解也。"

【释】结胸证，则脉象寸浮关以下沉，即促之象。今误下太阳病，脉虽促，但未结胸，又无别证，亦只表邪尚不了了而已，故谓为欲解也。

基于以上所论，则促为寸浮关以下沉的脉象，也就一清二楚了。

11. **长**　平脉上至寸而下至尺，若脉上出于寸而下出于尺者，即谓为长。长为脉管应指长度的太过脉，乃血气盈溢之象，故长脉主阳热盛；不过亦有禀赋强实而见此脉者，则不属病脉。

12. **短**　若脉上不及寸而下不至尺者，则谓为短。短为脉管应指长度的不及脉，为气血不足之象，故主血气虚衰。然亦有禀赋素弱而见此脉者，则不属病脉。

13. **大**　若脉管较平脉粗大者，即谓为大，大为脉管广度（粗细）的太过脉，为热盛气血鼓张之象，故主实热；然有外无内之大，为阴虚于里，虚阳外亢之象，故有时主虚。

14. **细（或小）**　若脉管较平脉细小者，则谓为细，细为脉管广度的不及脉，为血气虚少脉无以充之象，故主血气虚。

15. **紧**　若脉体周围束裹程度较平脉紧束有力者，即谓为紧。紧为脉管约束性能（脉体周围强度）之太过脉。寒主收引，脉管聚束有力，故紧脉主寒邪盛；水性寒，故亦有时主病水；然病势紧张，而脉亦应之紧张有力，故若痛、若宿食等邪实冲逆，有时脉亦紧。

16. **缓**　若脉体束裹程度较平脉松缓无力者，即谓为缓。缓为脉管约束性能之不及脉。正气不足则脉形缓纵，故缓脉主津血虚、营卫气伤。亡血、汗出脉常缓。

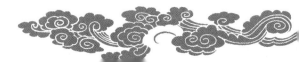

17. **弦** 若脉体跳动较平脉弦直有力者，即谓为弦。弦为脉管绷直性能之太过脉。病位于半表半里，气血凝敛，则脉绷直而弦，故弦脉主半表半里证；寒亦能令气血凝敛，故有时弦脉亦主寒、主水；筋脉拘急，脉自弦，故弦脉亦有时主痉病。

18. **弱** 若脉体跳动较平脉松弛无力者，即谓为弱。弱为脉管绷直性能之不及脉。气血不振则脉道弛弱，故主气血虚，或多汗亡津液。

19. **滑** 脉内血行较平脉应指流利者，即谓为滑。滑为脉管内血行畅利之太过脉，为邪热盛实、血气奔腾之象，故主邪实热盛。然妇女妊娠健康正常者，脉亦有滑象。

20. **涩** 脉内血行较平脉应指涩滞（往来不流利）者，即谓为涩。涩为血行虚滞之不及脉，为血气不充、涩滞难行之象，故涩脉主血少。然外为湿阻或血有瘀结，亦均足使脉涩，故亦有时主湿或主瘀。

012

21. **疾（或急）** 疾为数之甚象，属太过一类的脉，故新病则主邪热剧甚。久病虚甚，见此脉难治。

22. **伏** 伏为沉之甚象，属不及一类的脉，故主阳气沉衰，或病水（里有所结，脉亦常伏）。

23. **洪** 洪为大而实的兼象脉，属太过脉，主邪盛大热。

24. **微** 微为细而虚的兼象脉，属不及脉，故主正衰、气血不足。

25. **芤*** 芤为浮大但重按而虚涩的复合脉，所谓浮大中空者，属不及脉。中空，即按之动减（指脉内不充实而跳动力量不足），乃浮大其外空涩其内之象，故主血虚、虚劳。久病见此脉难治。

* 后世脉学，有谓芤脉乃浮沉取之有脉，中取无脉；又有谓按之脉管两侧见而中间不见者，均属无稽妄言，不可信。

26. **革** 革为芤而弦的兼象脉，属不及脉，血虚于内而脉管反弦强硬变于外之象，故主大亡血或久失精。

【按】芤、革二脉，本外属太过，而内属不及，但就主病而言，乃列于不及。

以上诸脉象，均见于仲景书者，只就各脉重要的主病加以说明，其余者均可推而得之，故从略。兹列表总结如下（表3）：

（三）脉与脉的关系

由于以上的说明，可见每脉常主数病，如就单一脉象而言，欲知其确应某病，则为事实所难能。前已谈过脉之于诊断，是不能单独决定其具体作用的，其作用是决定于全部脉证上面，就是这个道理。

1. 关于辨兼象脉应证（病）的分析方法　在疾病的发展过程中，由于病理的复杂多变，多数情况是数脉同时互见，医者分别就各脉的所主，给以理论的分析（中医的临床理论），使之统一起来，而达成对某病的确认，这就是所谓的中医辨脉应之道。

表3　　　　　　　　　脉　象

诊脉的取象内容		太过脉		不及脉	
		名称	主病	名称	主病
来自脉动方面的诊查	1. 脉动的深度	浮	主表，主热，亦有时主虚	沉	主里，主虚、寒，亦主水饮
	2. 脉动的速度	数	主热，有时主虚	迟	主寒，主营气不足，有时主里实
	3. 脉动的力量	实	主实证（邪气盛正气抗拒亦力）	虚	主虚证（正气抗邪力衰）
	4. 脉动的节律	动	主痛，主惊（或胸腹动悸）		
		促	主表（不解），主气上冲（上实下虚），亦主结胸		
				结	主虚（心虚血少），亦主瘀血
				代	主虚（心虚血少更甚），主瘀血（气虚），久病见此脉难治

诊脉的取象内容		太过脉		不及脉	
		名称	主病	名称	主病
来自脉体的诊查	1. 脉管的长度	长	主实（阳热盛）	短	主虚（气血不足）。亡津亡血者难治
	2. 脉管的广度	大	主实热，有时主虚（虚劳脉，有外无内）	细（小）	主气虚、血不足
	3. 脉管的约束性能	紧	主寒邪盛，主痛，主宿食。亦主水饮	缓	主津血虚（营卫气伤），亡血、汗出脉亦常缓
	4. 脉管的绷直性能	弦	主半表半里证（邪实而气血尚充盈），胁腹痛、满，主筋脉拘急，有时亦主寒、主水饮	弱	主虚（气血不振、津虚血少），自汗、盗汗脉多弱
来自血行的诊查	脉内血行的畅滞	滑	主实证、热盛。亦主妇女妊娠（平脉）	涩	主津血虚（气血不充），主湿（外有湿阻），主瘀（内有瘀结）
微甚脉	数之甚	急（疾）	新病脉数急多属邪热盛，病在发展；久病虚甚多预后不良		
	沉之甚			伏	主里，主虚（阳气沉衰），亦主水饮，里有所结脉亦常伏
兼象脉	1. 大而实	洪	主邪盛、大热		
	2. 细而虚			微	主正衰、气血俱虚
	3. 浮大虚涩			芤	主虚劳、血不足
	4. 芤而弦			革	主亡血、妇人漏下、男子久失精

例如脉浮而数，因浮脉主表亦主虚，而数脉主热亦主虚，今此二脉同时并见，则可能是邪热在表的病，亦可能是津虚发热的虚热病；假如脉浮数而滑，因滑主邪盛而不主正虚，将此三脉统一起来看，当然就只能肯定其为热盛于表的病，而不能断为虚热的一类病了。

又例如，脉浮而紧，不但知浮主表而紧主寒，且可知此表证属太阳病伤寒证型。脉浮而缓，不但知浮主表而缓主津血不充盈，亦可知此表证属太阳病中风证型。

再如，脉极虚芤迟，易知是气血俱虚而多寒。脉极实滑数，亦易知为邪气盛实而多热。

总之，如能利用各脉的主病，依据中医临床知识，把它们合理统一起来，则脉应越较复杂而辨认清晰，而知病则越近正确，此即逻辑的内包外延关系，其理无须深述。不过此只就一般脉象而论，如涉及三部九候等问题，那就复杂多了。

2. 关于三部九候的诊法于辨脉上所起的作用

（1）三部的应病规律　古人于长久的临床实践中，逐渐体会到关于机体上下左右的疾病，恒相应地现其脉象于左右两手寸关尺的不同部位。所以寸、关、尺三部以应为病的上下左右。

例如，《金匮要略》曰："诸积大法：脉来细而附骨者，乃积也。寸口，积在胸中；微出寸口，积在喉中；关上，积在脐旁；上关上，积在心下；微下关，积在少腹；尺中，积在气冲。脉出左，积在左；脉出右，积在右；脉两出，积在中央。各以其部处之。"大意是说，体内患有积块的病，气血因受阻碍，当现极沉且细的脉，根据脉见的部位及左右两手，以示积块所在的处所。这虽说的是诊积的方法，但对三部应病的规律做了具体的说明。在实际应用上，可简化其意，即胸中上至头部之疾，可候之于寸；胸膈下至少腹之疾，可候之于关；少腹以下至胫足之疾，可候之于尺。左以候左，右以候右，两手以候中央。后世脉法另有部位分配脏腑之说，然用于实际，并不尽验，故于此从略。

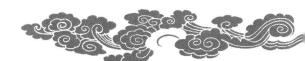

（2）九候的应病规律　浮、中、沉三候，以应为病的深浅内外。虽疾病万变，但就其深浅的位置而言，则不外深处于胃肠的里，或浅处于机体躯壳的表，或处于非表非里的广大胸腹腔间——半表半里。故人如有病，除脉绝不见外，无论所现何象，也至少具此三候中的一候。如浮取而见者为在表，沉取而见者为在里，中取而见者为在半表半里。

例如数脉主热，于浮中见之，即为热在表的病；若此数脉非至沉取而不见，即为热在里的病；若此数脉虽浮取不见，但中取则见，即为热在半表半里的病。余可以此类推。

此寸关尺三部和浮中沉三候的应病规律，综合交互在一起，就是三部九候的应病规律。不过这是就三部九候总体的、基本的应病规律而言，如果再加上为病反映中阴阳虚实的变化，那就要复杂许多。这是需要狠下一番工夫，不断在临床实践中去体验、认知，并不断地去积累自己的经验才能掌握的。

但对此亦毋庸畏难的是，与后世脉学不同，仲景脉学本来自于八纲辨证，并服从于六经八纲的辨证体系，主要着眼于对疾病的病性（阴阳）、病位（表、里、半表半里）、病情（寒热虚实）的确认，所以并不使人觉得捉摸不定，无所适从，反而格外显得朴实无华，可按可寻。

3. 关于辨复合脉应证（病）的分析方法

前面已经说过，脉象越较复杂而所辨若细致准确，则知病越近真切。因有了三部九候的关系，所以脉象的表现就繁复得多。但是无论它如何繁复，只要能予以合理的统一审辨，则于为病的真相亦不难明悉。

例如寸脉微尺脉弦，微主阳气虚，今以见于寸部，其为阳气虚于胸中可知；若已判断弦主寒邪盛，今以见于尺部，其为寒邪盛于少腹以下可知。正虚则邪必凑之，故在下之寒邪必冲逆于上，因此断为必作胸痹的心痛、短气病。

又如寸脉浮关脉沉，若有心下硬痛、拒按的症情，则为结胸病的应征。盖病结实于胸膈，故关脉应之沉；气遏于上，迫而外张，故寸脉应之浮。

由以上诸例的说明，则于中医辨脉与脉之关系的方法，当可略知其精神所在了。

六、论脉与证的关系

掌握了三部九候的应病规律，对于脉的审辨将有进一步的分析，于疾病的诊断亦可有进一步的明确。然此只是进一步的明确而已，尚未达成所谓中医辨证施治的精细诊断。

盖病对外的客观反映，是表现在全身反映的多个方面。脉象固然是气血对于疾病的微妙感应，凡病无不应之，且它与一般的局部为证不同，而于诊断上另有其主导作用。但是脉之应于病，也仅为该病某些重要的因素或属性，对于疾病更全面、更具体的确诊，还必须借助于所有症状的互参，此即所要讨论的辨脉与证的关系问题了。这里面要涉及辨证的诸多知识。辨证也同辨脉一样，不但须知个别为证的属性，还须明确证与证之间错综复杂的关系，说起来过于庞杂，本文对此不便详加讨论。为了把辨脉与证之间的关系说明白，兹举几项重要的为证概念，以略示其意。

例如，把表现机体机能沉衰或减退的为证表现，谓为阴证；反之则把表现机体机能振奋或亢进的为证表现，谓为阳证。表现有寒者，谓为寒证；则表现有热者，谓为热证。表现病在表者，谓为表证；表现病在里者，谓为里证。表现人正气不足、抗邪能力降低、精力虚衰者，谓为虚证；则表现病邪亢盛、正气与邪气对抗反应激烈，或机能障碍内有所结者，谓为实证。此即所谓为证的八纲，凡病之为证反映，概括起来绝不超出此范围。然于临床施治，尚须再辨其适应方证，如桂枝汤证、承气汤证、柴胡汤证、四逆汤证等，名目繁多，数

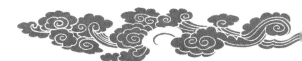

不胜数。

中医辨脉与证的方法，就是把患者全部的脉和证进行详细的分析，使之无矛盾地统一起来，以达成对一个病的正确判断。更具体地讲，就是在脉与证的统一认识条件下，以确辨其为病或属阴、或属阳、或属寒、或属热、或属虚、或属实、或属表、或属里，或属于阴阳表里寒热虚实等交互的错综并见，以及适应于哪种治法和用什么方药去治疗的问题。

例如一个脉浮、头痛、项强、恶寒的患者，因为头痛、项强、恶寒的症状均是属表，而脉浮亦主表，并且为太过的脉象的话，它又主热，故可毫不犹疑地将其断为在表的阳性证（表阳证）；假如其人脉不浮而沉，并且为不及的脉象的话，虽以上的为证表现未变，但脉沉主里，主阳气沉衰，它与表证，就有了极其矛盾的存在，医者当依据中医的病理知识，另求其合理的统一：即就为证这点来看，它与一般表证是处于病理相同的发展环节，是同样都须由汗而解的证，只因阳气不振于里，故致脉沉而不起，为阴阳表里交错互见的为证。前后为证虽同属表，法宜汗解，但前者宜于解热发汗剂；而后者则宜于在发汗中兼行振奋阳气的治疗。

又如，发汗后身疼痛，乃表犹未解的微候，依法须以桂枝汤解之；但如其脉不浮而沉迟，这不只是表证未解，还有因为前之发汗太过，且又进而为营气不足的里虚，故须于桂枝汤中更加人参、生姜、芍药等，兼为补虚扶里的治疗。

又如，脉细本属不及的病脉，但如见之于阳性多热的证，反主邪势已衰；脉浮本属太过的病脉，但如见之于阴性多寒的证，反主正气的将复。

总之，对于疾病的诊断、施治以及预后，都必须于脉证互参的方式下，以求合理统一的确辨。

以上所述，大都取材于仲景书，只于其脉学做一点择要的介绍，实不足尽其精微奥义的阐释，仓促之间错误难免，更望同道加以指正为幸。

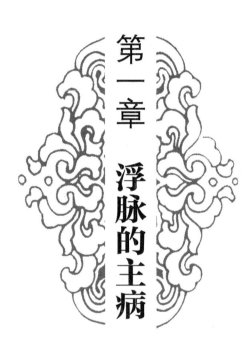

第一章 浮脉的主病

一、主表

《伤寒论》曰："太阳之为病，脉浮、头项强痛而恶寒。"（1）（即明赵开美本第 1 条，以下只注条号）

胡希恕

【释】太阳病即表阳证，经常以脉浮、头项强痛而恶寒的一系列脉证反映出来。无论什么病，若见以上脉证即可确断为太阳病。

【按】血液充盈于浅在动脉则脉象显浮。尤其上体部血液充盈的程度更甚，故头、项、体部血液瘀滞，压迫神经肌肉而发作凝滞性的疼痛。邪热郁积于体表，增大了与外界气温的差距，故稍有风寒来袭则恶寒。由此可见，所谓太阳病者，乃肌体驱集大量体液于上半部广大的体表面，欲汗出而不得汗出的一种病理现象。

段治钧

〈注〉太阳病虽称之为病，其实就是证，按六经八纲辨证体系分析，它就是在表的阳性证，即表阳证。浮脉是脉动深度的浅在象，属于太过的脉象，凡是脉太过均主有余的病。所谓有余，包括邪气的有余、病势的有余或机能之有余等。恶寒，为表证所习见，又为发热之前驱症状。

又曰："太阳病，先发汗不解，而复下之，脉浮者不愈。浮为在外，而反下之，故令不愈。今脉浮，故在外，当须解外则愈，宜桂枝汤。"（45）

胡希恕

【释】太阳病，先用麻黄汤发汗而病不解，医不详审脉证，只依先汗后下的庸俗成见即复下之。若当时脉浮者，病必不愈。因脉浮病还在表，发汗后表不解，依法当用桂枝汤以解外，而反下之，故令不愈。今下后脉仍在表，病还在外，故仍宜以桂枝汤解外。

【按】太阳病，发汗（或误下或误吐）而表仍不解者，一般不得再用麻黄汤以发汗，而宜桂枝汤以解肌，此为定法，须记。桂枝汤发汗，不但平稳，而且有强胃复津滋液救表虚的作用。

段治钧

〈注〉先汗后下，乃指先以汗法解表，表解后，又以下法治里。虽经汗下而病不愈，由脉浮可知。脉浮主病在外，麻黄汤发汗未愈，当更以桂枝汤法，医者不依法治疗，反而以下法治之，故而不愈。脉浮指下之后脉仍浮，可知虽经下而病未离表。此时仍须解外，宜桂枝汤。

桂枝汤方

桂枝（去皮）三两，芍药三两，甘草（炙）二两，生姜（切）三两，大枣（擘）十二枚。

上五味，哎咀三味，以水七升，微火煮取三升，适寒温，服一升。服已须臾，啜热粥一升余，以助药力，温覆令一时许，遍身漐漐微似有汗者益佳，不可令如水流漓，病必不除。若一服汗出病瘥，停后服，不必尽剂；若不汗，更服，如前法；又不汗，后服小促其间，半日许，令三服尽。若病重者，一日一夜服，周时观之，服一剂尽，病证犹在者，更作服；若汗不出，乃服至二三剂。忌生冷、黏滑、肉面、五辛、酒酪、恶臭等物。

〈方解〉桂枝汤，甘温除热之法。汗出而发热，乃邪盛而精祛也。精祛者，营卫之源（胃气）不充也。胃气不充则发汗的质量欠佳，徒伤津液而达不到驱逐外邪的目的。桂枝汤主壮胃气，复津液，所谓能使阳盛，从里达外，复汗出而祛外邪，此甘温除热之要义也。

此方发汗主在桂枝、生姜，二者均有健胃作用，主和降而少升发。更啜热稀粥，助药力方能尽发汗之妙。

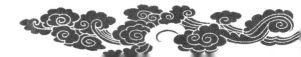

桂枝，辛甘温，发散药。健胃镇痛，兴奋强心，使气外达，发汗解热。主气冲、身痛、关节不利、中气不足。在此方既可辛温发汗解表，又可鼓舞胃气、止冲逆。

芍药，酸苦微寒，收敛药。收敛气血津液，养血通脉，止挛痛，利大小便。主胃腹神经、子宫、腓肠肌之挛痛及痢疾、血痹、坚积、痈肿。用在本方，苦能制辛，寒能制散，起到制桂、姜辛散和滋阴两方面的作用。

生姜，辛温，发散药。健胃祛寒，发汗利尿，祛水毒。主寒痛、鼻塞、咳逆上气、恶心、呕吐（皆水毒为患）。其刺激胃黏膜作用甚大，故无停饮、体内外燥热者禁用。用在此方不但能辛温发汗，且起健胃止呕的作用。

大枣，甘温，缓和性强壮药。安中健胃，祛水缓痛。主筋肉强急引痛。

甘草，甘平，缓和滋养药。清热解毒，缓急止痛。主脏腑筋肉急剧紧缩性疼痛，诸般急迫。

发汗药常以姜、枣、草合用，因发汗要伤津液，故常三味合用，加强生化之源。

〈按〉芍药、大枣、甘草均有缓和作用。治挛，芍药优于大枣；治痛，大枣优于芍药；缓急迫，则二者皆不如甘草。

本方一剂三服，即今三服药量。古之一两，约合今之三钱，即现代9克是也。本方现代处方应作：桂枝9克，芍药9克，炙甘草6克，生姜9克，大枣4枚。后均仿此，不再赘述。

桂枝汤方配伍之精当，寓意之深奥，窥全书之一斑。桂枝、生姜发汗，又伍白芍以敛液养阴，不使发汗太过而徒伤津液。为提高发汗质量，以桂、姜、大枣鼓舞胃气，既充实营卫之源，又调节营卫之平衡。桂、姜之辛合枣、草之甘，深合辛甘发散之旨。以微汗法止汗，既合太阳中风之病机，又对太阳中风之脉证，理法之妙，堪为后人楷模。

仲景方更宜深研服法。"温服""啜粥""微似汗""停后服""如前法""小促其间""令三服尽""周时观之""更作服"以及禁忌等均有深意，不可轻视之。曾有人遇重病，药证相应，用连续服法，深悟其旨也。

又曰："脉浮者，病在表，可发汗，宜麻黄汤。"（51）

胡希恕

【释】脉浮为病在表，若无汗，宜麻黄汤发汗解之。

【按】本条并非叫人凭脉施治，而必有麻黄汤证在焉。若麻黄汤证俱而脉不浮者，则非使用麻黄汤之标的也。比如表实有类于麻黄汤证，但里虚者，则必兼顾其虚（参见《伤寒论》50条）。若里虚为主且甚者，则应先救里而后救表也。

段治钧

〈注〉浮脉主表，此言以脉测病位的一般规律。若要施治，还必须脉证合参。可发汗，指可以麻黄汤发汗。本条有脉无证，但可推知。宜麻黄汤发汗者，必具无汗之证。

麻黄汤方

麻黄（去节）三两，桂枝（去皮）二两，杏仁（去皮尖）三两，甘草（炙）一两。

上四味，以水九升，先煮麻黄，减二升，去上沫，内诸药，煮取二升半，去滓，温服八合，覆取微似汗，不需啜粥，余如桂枝法将息。

〈**方解**〉麻黄，辛温，无毒，发汗利尿平喘药。发汗解表，除邪热气，止咳逆上气。主表实无汗、发热头疼、喘咳、风水肿、小便不

利等。《神农本草经》曰："主中风伤寒头疼、温疟，发表出汗去邪热气，止咳逆上气，除寒热，破癥坚积聚。"由实践中得知，麻黄虽曰辛温，但不是大辛大温；虽为发汗药，但重在配伍。合桂枝则大发其汗，合苓术则减发汗之力，合杏仁以定喘逐水气。

杏仁，甘苦温，镇咳平喘药。润肺降气，逐水饮，兼有化痰作用。适用于各种咳嗽喘息、短气浮肿。

〈按〉麻黄汤治疗表实证无汗、发热、疼痛，为发汗解热、祛水毒之主方。麻黄汤证无汗，用其发汗目的有二：解除表实，放散体热；排除水毒。汗与不汗，全在配伍之调节。

又曰："**太阳病，发汗后，大汗出、胃中干、烦躁不得眠，欲得饮水者，少少与饮之，令胃气和则愈；若脉浮、小便不利、微热、消渴者，五苓散主之。**"(71)

胡希恕

【释】太阳病当发汗，但发汗以取微似汗者佳。若发汗不得法而使大汗出，津液亡失，胃中水分被夺，因致干燥而不和，故烦躁不得眠。若欲得饮水者，可少少与饮之，使胃中滋润即愈。若发汗后脉浮，小便不利，微热消渴者，乃水停不行，表不得解，宜以五苓散主之。

【按】里有停水，即使发汗表亦不解，此和28条桂枝去桂（当是去芍）加茯苓白术汤证的道理相同，可互参。本条与26条白虎加人参汤证均有渴，此为水停不化而渴，又有微热、小便不利及表证；彼为大烦渴，乃较甚的里热之证，二者大相径庭矣。

〈注〉太阳病，若汗不得法，令大汗淋漓，往往有不良后果。若不察病人隐情（或有里饮，或为虚人）而用一般的发汗方法（多指用麻黄汤发汗），亦有不良后果。

段治钧

胃中干是后两句的原因。不得眠是因为胃不和，即俗谓"胃不和则瘥不安"者。因不得眠而烦躁，既非热证，亦非阴证。欲得饮水是大汗伤其津液，胃干口渴，不同于后文的消渴。

少少与饮之，令胃和则愈。喝点水，胃得滋润而和，就可以好了。这种情况，也只可"少少与饮之"，不可暴饮以增其变也。

脉浮微热，是表证仍在。渴而小便不利为五苓散的主证，即后世医家所谓"膀胱气化不行"者。消渴，指口渴而饮水不止，非多饮、多食、多尿的消渴病，其原因在于小便不利，旧水不得排除，新水也不能吸收，饮后水停留在肠胃之间，故虽饮亦渴。

五苓散健胃、利湿、解表，使水代谢恢复正常，则热、渴皆愈。

五苓散方

猪苓（去皮）十八铢，泽泻一两六铢，白术十八铢，茯苓十八铢，桂枝（去皮）半两。

上五味，杵为散，以白饮和服方寸匕，日三服，多饮暖水，汗出愈，如法将息。

〈**方解**〉五苓散为治水停不行、渴而小便不利的主方。桂枝治冲气兼可解表，白术重在燥湿健胃，其他三味皆常用利尿药。

泽泻，甘平，利尿药。通水道利小便、渗湿。主风寒湿痹，消水，养五脏，益气力，治乳难、停水眩晕。

猪苓，甘寒，缓和辛凉性利尿药。解毒、消炎、利尿止渴。可治疟疾及结核性水气病，并用于腹满急痛、肿胀、淋浊等。

茯苓，甘平，利尿药。利小便，祛胃内停水。主小便不利、心下悸或结痛，治惊悸，止眩晕。

白术，甘苦温，利尿药。利小便，除湿健胃。主胃机能障碍、胃肠停水而小便不利、胃虚下利、吞酸嘈杂、风寒湿痹。

猪苓、泽泻、茯苓、白术都是利尿药，但同中有异：前三味分别

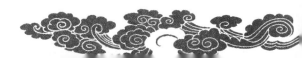

为甘寒、甘平、甘平，而白术则甘温。猪苓主渴，泽泻主头晕，茯苓主水毒为患的诸神经症状，白术主胃水，侧重不同也。

〈按〉应用本条时不要胶柱鼓瑟，以为必须是汗后出现全部症状才能用五苓散。真要如此的话，天下也就没有太多用仲景方可治的病了。

古一两为四分，一分为六铢，则一两为二十四铢。供参考。

又曰："伤寒脉浮，医以火迫劫之，亡阳，必惊狂，卧起不安者，桂枝去芍药加蜀漆牡蛎龙骨救逆汤主之。"（112）

胡希恕

026

【释】伤寒脉浮，本宜以麻黄汤发汗，而医竟以火迫使大汗出，以火助热，又大量亡失津液，则必致惊狂、卧起不安的剧变，宜桂枝去芍药加蜀漆牡蛎龙骨救逆汤主之。

【按】伤寒本属表实热证，以火助热，邪乃更甚，津液大量亡失，导致气冲饮逆，此奔豚惊狂之所以致也。过汗亡阳而未致肢厥逆冷，是病情程度不同之故也。因本方能治火劫的逆治证，故名为救逆汤。

段治钧

〈注〉伤寒脉浮，表证之象。本条乃太阳伤寒证，本应以麻黄汤解之。

医以火迫劫之，指以温针、蒸或熨，迫使汗出的非法治疗。

亡阳，指过汗亡津液，而未至恶寒肢厥者。发惊狂主要是由于大汗出，气夹饮上冲而影响脑系，二是夺津亡血，血虚不足以养心，心虚而惊，此为次。此火劫之变与123条"太阳伤寒者，加温针必惊也"意同。

卧起不安者，惊狂的为证。去芍药者，必有胸满。胸满，乃汗出多，气上冲也。气上冲，下已虚，故当去芍药。

桂枝去芍药加蜀漆牡蛎龙骨救逆汤方

桂枝（去皮）二两，甘草（炙）二两，生姜（切）三两，大枣（擘）十二枚，牡蛎（熬）五两，龙骨四两，蜀漆（去腥）三两。

上七味，以水一斗二升，先煮蜀漆，减二升，内诸药，煮取三升。本云：桂枝汤去芍药，加蜀漆、牡蛎、龙骨。

〈方解〉蜀漆，辛苦寒，有毒，祛水药。祛老痰积饮，截疟，止惊狂火逆，杀虫杀菌，用于胸腹脐下动悸甚者。大量可致吐，小量用不吐，故可为导痰药。痰饮不明显者不用。

龙骨，甘涩微寒，收敛药，兼有镇静作用。能敛浮越之气，定心神，涩精止泻。治烦惊、遗精、脱肛、崩漏、虚利、脐下动者。

牡蛎，咸涩微寒，收敛药，兼有镇静作用。安神补虚，敛汗固脱，涩肠止泻。治惊狂、烦躁、失眠、咳嗽、遗精、口渴、胸腹动者。适于体虚而未陷阴证者。

〈按〉由本方用蜀漆即知，其人原有水饮，但若无剧烈的气上冲，亦不致影响脑系而惊狂也。蜀漆和龙牡治动悸烦惊有痰饮者。

又曰："脉浮，宜以汗解，用火灸之，邪无从出，因火而盛，病从腰以下，必重而痹，名火逆也。欲自解者，必当先烦，烦乃有汗而解。何以知之？脉浮，故知汗出解。"（116）

胡希恕

【释】脉浮为病在表，宜汗以解之。用火灸之，则邪无从出，反因火而更盛，表不得解。病人从腰以下必重而痹者，即由于不得汗出，瘀积体表的水分重着于腰以下。此虽湿痹，但因火所致，故名火逆。欲自解者，指灸后的重而痹

言。必当先烦，烦乃有汗而解者，亦阳气重于表，汗解而必发瞑眩。此烦即瞑眩的轻者，何以知之？因脉仍浮，故知其必汗出解也。

段治钧

〈注〉脉浮者，病在表，汗解为正治之法，明言宜以汗解，当为表实证无疑。

用灸法属误治，火灸，助热伤阴血，无以作汗（或本来就是不出汗)，故邪无出路。

重者，发沉。痹者，麻木不仁，闭滞不通也。这是因为不得汗出，一时的为证。因欲汗而不得，邪无所出，邪热因火而愈盛，水毒、热毒壅滞肌表，重着于腰下，故从腰以下重而痹。此乃火灸的变证，故曰火逆。

火逆之证，病解较难。正气充实之人，仍有自愈的能力。欲自解，即欲自汗出而解。此汗出之前必见心烦躁热，正气胜邪而病欲自解的反应，也是一种瞑眩。

脉浮，是气机欲外达的征象，故知汗出而解。

〈按〉《内经》云："风寒湿三气杂至，合而为痹。风气盛者为行痹，善行数变，走注历节；寒气盛者为痛痹，筋骨凝闭不通，即痛风也；湿气盛者为着痹，重着不移，病在肌肉。"

同书 118、119、120 三条都是用火灸的变证，由此可知，热甚者、血少者、表不解者，均不可灸也。

又曰："伤寒脉浮，发热无汗，其表不解，不可与白虎汤。渴欲饮水，无表证者，白虎加人参汤主之。"（170）

胡希恕

【释】伤寒脉浮，发热无汗，为表实，即有白虎汤证亦须先解表，其表不解者，不可与白虎汤。确无表证而渴欲饮水者，白虎加人参汤主之。

段治钧

〈注〉伤寒脉浮，发热无汗，太阳伤寒的主证。表不解还应包括恶寒、头痛、身痛等。列在本条用于强调辨发热的表里，以与白虎汤证、白虎加人参汤证相鉴别。

表不解，不可与白虎汤，阳性病仍需遵循先表后里之原则，须记。

无表证者，白虎加人参汤主之。确为里热伤津、渴欲饮水者，其主证当为大渴欲饮水（口干舌燥当在其中），可用白虎加人参汤。

〈按〉表不解者，不渴无汗，予麻黄汤；汗出不渴，予桂枝汤；不渴无汗而烦躁，予大青龙汤；渴而小便不利，予五苓散；热多寒少，脉弱，予桂枝二越婢一汤。

辨浮脉：麻黄汤证脉浮紧，白虎汤证脉洪大。但是单以脉定证则不可取。

白虎加人参汤方

知母六两，石膏（碎）一斤，甘草（炙）二两，粳米六合，人参二两。

上五味，以水一斗，煮米熟汤成，去滓，温服一升，日三服。

〈方解〉知母，味辛苦，性寒滑，寒性解热药。上清心肺之火，下滋肾润燥，解热止渴，消痰定惊。其治以烦热、口干渴为主，兼治肢体浮肿。

生石膏，气味甘寒，寒性解热药。清里热，镇潜上逆。主热渴、烦躁、谵妄、齿痛咽痛、里热呕逆、胃实腹坚之疼痛及口舌干燥。

人参，味甘微寒，强壮药。补中益气，健胃生津，强壮机能。主心下痞硬（因虚）及因消化力弱而致的一切虚证。

粳米，甘平，滋养强壮药。益气和胃，利小便。主胃伤津亏者。

前四味为白虎汤，治疗阳明里热而未致里实的主方。此白虎汤原方加人参二两。白虎汤主里热。方中石膏、知母足以祛热解烦，但里热伤津耗液，若白虎汤证津液已虚，而烦渴欲饮水者，则行津液、解大渴必须人参。人参健胃生津，补益中气。保得一分胃气，即护得一分津液也。

人参之用包括：胃机能衰弱，理中汤、泻心汤之类也；强心复脉，茯苓四逆汤、炙甘草汤之类也；治伤津耗液，白虎加人参汤、竹叶石膏汤之类也。上述皆以心下痞硬为候，本证亦当有此。

又曰："……脉但浮，无余证者，与麻黄汤。若不尿，腹满加哕者，不治。"（232）

胡希恕

【释】（参见本条全文）此为三阳并病而又并发黄疸者。若脉但浮而无余证者，则可与麻黄汤。至于黄疸病，虽以利小便的方法治之，而仍不尿，腹内水气不消，故腹满有增无减，并加哕甚者，则胃气大衰，故不治。

【按】本条是黄疸而现三阳并病的重证，治从少阳而用小柴胡汤。麻黄汤之用，实想不通，可能有错简。

段治钧

〈按〉据明代赵开美本，本条自"脉但浮，无余证者，与麻黄汤"以下单列一条。即使如此，单纯以脉定证，实不可取，故脉但浮而用麻黄汤亦不可解，有待后学探究。

又曰："阳明病，脉浮、无汗而喘者，发汗则愈，宜麻黄汤。"（235）

胡希恕

【释】脉浮为太阳脉。无汗而喘为表实，此发汗即愈，宜麻黄汤。

【按】《伤寒论》234、235 两条均述太阳阳明并病，表未解者须先解表，依证而选用适方。

段治钧

〈注〉由后句"脉浮，无汗而喘"可知，此为太阳伤寒初转属阳明者。

脉浮，表证未罢。无汗而喘，即此喘由汗不出而作。

因无汗表实，以麻黄汤解之。假若汗出而喘，非表证，虽无里实，里已有热，则宜麻杏石甘汤，麻黄汤必不可服。

〈按〉里实甚而致喘者，下之则愈；表实汗不出而喘者，汗之则愈。二者一属阳明，一属太阳，截然不同。

方药见前。

又曰："太阴病，脉浮者，可发汗，宜桂枝汤。"（276）

胡希恕

【释】太阴病，当指腹痛、下利等而言。脉浮为病在表。此表里合病之属，而非真的太阴病也，故宜桂枝汤以发汗解之。

【按】下利而有表证，宜发汗解之。《伤寒论》32条太阳阳明合病而下利者用葛根汤，与本条用桂枝汤取法同。此只言脉浮，必兼缓弱，或有自汗出。若脉浮紧而无汗，则宜葛根汤而不宜桂枝汤。于此必须注意，葛根汤与桂枝汤均属发汗解热剂，宜于阳证不宜于阴证。若真虚寒于里的太阴病，虽表未解，亦宜先救其里，如太阳病所述下利清谷而身疼痛者是也。若合病，亦应用配伍姜、附的白通汤，葛根汤、桂枝汤均不可与之。

段治钧

〈注〉太阴病，当有腹痛、下利等，此应与《伤寒论》89条互参。同为表里合病，阳性的二阳合病，法当先治表后治里；阴性的太少合病，法当先治里后治表。太阴病不可汗、吐、下，而本条则以桂枝汤发其汗，可见本条即使有里证，也必非真正虚寒在里的太阴病也。

脉浮，当为病在表。冠以太阴病，当有里证。本条亦当是表里合病之属。

葛根汤所治下利为太阳阳明合病，本条以桂枝汤解表而治里证的下利，谓为太阴病而脉浮者，何也？盖以葛根汤主表实，桂枝汤主表虚（可与32条互参）。此脉浮当是浮缓，表虚有汗，故宜以桂枝汤。

方药见前。

又曰："**伤寒瘥以后更发热，小柴胡汤主之；脉浮者，以汗解之；脉沉实者，以下解之。**"（394）

胡希恕

【释】伤寒病新愈，由于调理不善而更发热者，宜小柴胡汤主之；若脉浮者为病在表，宜汗以解之；若脉沉实者，为病在里，宜下以解之。

【按】发热而无其他表里证，多属小柴胡汤证。脉浮宜汗，脉沉实宜下，均当辨证用药，自在言外。

段治钧

〈注〉伤寒瘥，指广义大病伤寒初愈。

同书393条"劳复"实际为食复。本条更发热，当是活动过力，劳累病复，是真正的劳复。余热未尽，无其他表里证，故小柴胡汤主之。胡老【按】中这一点属重要的经验之谈也。

经文后半段为省文，以脉表意也。脉浮者出现表证，当宜汗解；若脉沉实出现里证，多为伤于饮食，当适证选方下之。

小柴胡汤方

柴胡半斤，黄芩、人参、甘草（炙）、生姜各三两，大枣十二枚，半夏半斤。

上七味，以水一斗二升，煮取六升，去滓，再煎取三升，温服一升，日三服。

〈方解〉柴胡，苦平，解热消炎、解凝祛瘀药。解热消炎，宣畅

气血，推陈致新。治饮食积聚、寒热气结，凡水、热、食、血之毒均治，并有调经治疟之特效。

黄芩，苦寒消炎药。消炎镇痛，祛湿热。心下至盆腔因充血而有炎性机转，胸胁满，心下痞，呕吐下利皆可用之。合白术安胎，合芍药治下利腹痛，合柴胡退寒热，合胆汁除肝胆热，合桑白皮泻肺火。

半夏，辛平，有毒。降逆性利尿药。祛痰饮，降逆止呕。因肺、胃、肠有停饮而呕、恶、咳、悸、头晕、腹中雷鸣者，用之多效。胃气不振、胃有停饮而呕者，均加半夏。

本方主治往来寒热，胸胁苦满，心烦喜呕，默默不欲饮食，其用难以枚举。方中柴胡、黄芩解热除烦，其他药均健胃救胃虚，复津液。盖其病外已解，体表津液已不充斥，邪入半表半里，正气内撤布防，欲在此病位战胜病邪。此时要滋其正气（气血），非健胃不可，人参正当其用，枣、草、生姜更助之。有曰小柴胡汤要在人参，亦妙在人参，诚然。或谓柴胡升提，恐不尽然。

《金匮要略》曰："风湿脉浮身重，汗出恶风者，防己黄芪汤主之。"（二，22）（即"痉湿暍病脉证治第二"，第22条。以下只注序码）*

　　* 所择《金匮要略》条文，来自《金匮要略提要便读》一书，作者何任，北京科学技术出版社1983年9月出版。读者若有《金匮要略方论》亦可参见，但诸条文需细分对照。

胡希恕

【释】脉浮、汗出、恶风为表虚，身重为湿盛，当用防己黄芪汤。

段治钧

〈注〉汗出、恶风而脉浮者，为太阳病的表虚证，但细辨又不是太阳中风的桂枝汤证。桂枝汤证脉浮缓，是体表津液由于自汗出而不充盈，其恶风为渐渐然恶

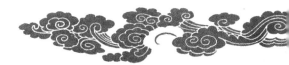

风，其感恶的程度也轻。而本方证表虚得厉害，汗出重，恶风的感觉也重。这种表虚的根本原因是正气不足于表（本证治用黄芪补虚，补的就是这种在表的正气不足）。由于表虚，湿郁体表而不去，故有身重的为证，所以胡老释曰"身重为湿盛"。这种表虚证是不可服桂枝汤的，需以黄芪为主补表气之虚，且加大量祛湿祛水药，故曰"防己黄芪汤主之"。

防己黄芪汤方

防己一两，甘草半两（炒），白术七钱半，黄芪一两一分（去芦）。

上锉麻豆大，每抄五钱匕，生姜四片，大枣一枚，水盏半，煎八分，去滓，温服，良久再服。喘者加麻黄半两，胃中不和者加芍药三分，上冲者加桂枝三分，下有陈寒者加细辛三分。服后当如虫行皮中，从腰下如冰，后坐被上，又以一被绕腰以下，温令微汗，瘥。

〈方解〉防己，苦寒，为利尿剂，兼有清热作用。功能利水、消肿、通淋、祛风。主治水肿、脚气，治风湿性、尿酸性关节炎。

黄芪，甘温，滋养、强壮剂，兼能亢进心脏机能。功能补益中土，温养脾胃。又能直达肤表肌肉，充实表分，固护卫气，排脓生肌，并有强心、利尿之效。主治心脏性水肿，衰弱性心悸脉浮大无力者，表气大虚久败溃疮，外科虚性炎症，中气下陷之崩漏、脱肛。

像本条这种表虚正治之法，当以健胃实里为要。白术、生姜、大枣，并增量黄芪，则治胃虚于里而正气不足于外的表虚湿郁之证；防己配伍白术以祛在表的停水；为加大祛水的力量而减量甘草。本方以无桂枝、茯苓，而不治气冲、肉瞤。方后加味不尽可信。

此方和麻黄加术汤、麻杏苡甘汤均治风湿在表，但侧重各有不同。

又曰："咳而脉浮，厚朴麻黄汤主之。"（七，8）

胡希恕

【释】咳而脉浮为在表，当用厚朴麻黄汤。

段治钧

〈注〉此只述脉而略于述证，虽咳而脉浮为在表，但此咳指痰饮咳嗽，并不是一般表证咳嗽即用本方。此咳而脉浮与小青龙汤类似，必是外邪内饮之患，咳逆喘满者用之方效。

厚朴麻黄汤方

厚朴五两，麻黄四两，石膏如鸡子大，杏仁半升，半夏半升，干姜二两，细辛二两，小麦一升，五味子半斤。

上九味，以水一斗二升，先煮小麦熟，去滓，内诸药，煮取三升，温服一升，日三服。

〈方解〉厚朴，苦温，健胃疏滞祛毒药。宽中下气，消胀去满。治结水吐酸、蓄食不消、胸腹满（食毒、水毒而致之胸腹满）或痛。

干姜，辛温，健胃祛寒振奋药。振奋代谢机能，驱逐结滞水毒，温中散寒，回厥，止呕，发汗，止血。主治机能衰减，吸收分泌失常而致水毒上迫，见呕、咳、晕、厥、烦躁者。逐风寒湿痹、肠癖下利。

细辛，辛香温燥，为麻醉、镇痛、催吐剂，兼有发汗作用。温通下气，止痛，散风寒，祛寒饮，凡风寒依附于津液之病皆可借其辛烈之性散而发之。主阴证之蓄饮停水、风湿痹痛、痰饮咳嗽上气、寒湿头痛，又治齿痛。小量用镇咳，量稍大则致吐。本品能麻醉呼吸中枢，服之过剂有致呼吸停止而死之弊，不可不慎。

第一章　浮脉的主病

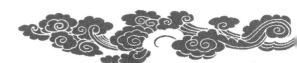

小麦，甘寒，滋养镇静药。除客热，利小便，养肝气，缓急迫。主烦渴咽燥，止漏血吐血。

五味子，酸温（五味俱备，酸咸居多），滋养强壮收敛祛痰药。敛肺滋肾，固精止汗，祛水饮。治咳逆而冒者（类泽泻），虚劳内伤之久咳、自汗、盗汗、遗精。

厚朴麻黄汤与小青龙汤的区别是无桂枝、芍药而加石膏，可见其证或有烦躁；麻黄伍石膏反制汗出，因此发汗作用较小；因加厚朴、杏仁，所以本方偏于治喘；因用大量的小麦故养正则有余，逐饮则不足，是以不能治溢饮也，与小青龙汤的差别亦在此。本方为小青龙加石膏汤的变剂，主治亦很近似，若不需大发汗而喘重者用本方。

又曰："脉浮，小便不利，微热消渴，宜利小便发汗，五苓散主之。"（十三，4）

胡希恕

【释】小便不利则废水不得排泄，废水不去则新水不得吸收。组织缺乏水分的营养，故使消渴。里气阻塞，外常郁热，故脉浮而身微热也。五苓散发汗利小便，故主之。

【按】表热而小便不利，里有停水，非利小便则表不解，《伤寒论》屡有说明，宜互参。

段治钧

〈注〉脉浮、发热为表征。此渴的原因是小便不利，里有停水，即后世谓水不气化者。此时为治，解表同时需利小便，若只发汗而不利水，不但热不除，反易激动里饮而生变证。渴而小便不利，此五苓散之所主也。但是糖尿病的消渴，本方证却少见。

〈按〉这条为《伤寒论》（71条）于《金匮要略》又重出者。

方药见前。

又曰："师曰：病有风水、有皮水、有正水、有石水、有黄汗。风水其脉自浮，外证骨节疼痛，恶风；皮水其脉亦浮，外证胕肿，按之没指，不恶风，其腹如鼓，不渴，当发其汗。正水其脉沉迟，外证自喘；石水其脉自沉，外证腹满不喘；黄汗其脉沉迟，身发热，胸满，四肢头面肿，久不愈，必致痈脓。"（十四，1）

胡希恕

【释】水气病则有风水、皮水、正水、石水、黄汗等五者之别。风水者，既有水气，复有外邪也。以其在表，故脉自浮；以有外邪，故骨节疼痛而恶风。皮水者，水在皮下，故按之没指；谓胕肿者，以水性趋下，胕肿益甚，非谓其他部分不肿也；以其在表，故脉亦浮；以其无外邪，故不恶风；其腹如鼓者，谓里无水按之如鼓内空无物也；不渴者，里无热也。当发其汗者，谓风水、皮水均在表，均宜发汗解之也。正水者，谓水在里，故其脉沉迟；以偏于上，则外证自喘。石水者，水亦在里，故其脉自沉；但偏于下，故腹满而不喘也。黄汗者，汗出如柏汁色也；其脉沉迟者，里虚也；汗出而复身发热者，表虚邪留而不去也；胸满者，外不解则气上冲也；四肢头面肿者，复有水气也；此病久不愈，必致疮痈也。

段治钧

〈注〉《金匮要略》第十四篇专讲水气病，第十二篇讲咳嗽痰饮病，两者关系密切宜注意。湿、痰、饮，三歧而一源，皆是人体病理之水的为患，可以统称水毒。但其为证表现亦各有不同，湿是潜伏的，痰是有形的，饮是流动的。在第十二篇咳嗽痰饮病中，虽讲的是四饮，主要讲的还是支饮。但除此之外，水毒的表现还相当广泛，即本篇所论者。

风水脉证如胡老释文，但这也只是提出外感的为证，既为水病，为证亦当有肿，不可不知。皮水亦当有身肿，但因水性趋下，所以两足或两胫肿得更厉害。

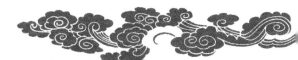

正水、石水、黄汗均属里水，故脉均有沉象。正水偏于上者，心下部位（当胃部）明显，此处有水向上压迫则呼吸困难，其证当喘。石水偏于下者，脐下部位明显，所以腹满。但其满亦并非如气满鼓胀者，因不影响呼吸，故不喘。黄汗，脉沉迟的迟，是因虚而脉迟；因有气上冲，故胸满、胸痛、四肢头面肿；黄汗出而仍发热，此因表虚津去而邪留也。此病久不愈而伤血分则有痈疮之变，但此并不常见。

又曰："风水，脉浮身重，汗出恶风者，防己黄芪汤主之。腹痛者加芍药。"（十四，22）

胡希恕

【释】风水脉浮为病在表，汗出恶风为表虚，身重为有湿，防己黄芪汤主之。

段治钧

〈注〉本文虽言风水，但并不是水气病的风水（十四，1），因无体痛、骨节疼痛等外感表证。身重多为湿，身肿多为水，本证言身重，所以是表湿盛。湿盛于表病在外，故脉浮。汗出恶风为表虚而且突出，这是本病的主因。也正因为表虚所以才湿盛于表，"邪之所凑，其气必虚"也。这种表虚证是不能用发汗解表的治法的。因为纯责表虚，所以实表即治，故用防己黄芪汤。可与第二篇22条互参（见前）。

〈按〉此与同书（二，22）脉浮主病相同，彼曰风湿，此曰风水，方证相同。为同书（二，22）又在水气病（十四，22）重出者。

方药见前。

又曰："风水恶风，一身悉肿，脉浮不渴，续自汗出，无大热，越婢汤主之。"（十四，23）

胡希恕

【释】风水脉浮为在表。一身悉肿为水气。续自汗出者，热蒸于内也。不渴者，内虽热而津液尚未大损也。无大热者，谓尚无热实于里的身大热也，但非无热。此正越婢汤所主。

【按】风水法当发汗，但津液虚损者不可发汗，故《金匮要略》本篇第4条有"渴而下利，小便数者，皆不可发汗"的说明。脉浮不渴正是可以本方发汗的要征，注家以白虎加人参汤治渴，而把"脉浮不渴"改为"脉浮而渴"，实非。白虎加人参汤治渴在人参而不在石膏，试观《伤寒论》白虎汤各条，无一有渴者，可兹证明。

段治钧

〈注〉本条和上条（十四，22）比较，都叫风水，脉浮，都恶风，汗出。但恶风、汗出的情况是不同的。防己黄芪汤证主因是表虚而汗出恶风，汗出只是一般的汗出，但恶风重；本条恶风只是一般的恶风，续自汗出是连续不断的出汗，形容汗出多，这种续自汗出是里热蕴蒸于外的缘故。上条因表虚而湿郁体表；本条是真正的风水病，所以脉浮恶风，不止身重而且一身悉肿，不是湿郁而是水泛，这也是表证。此无大热是身无大热也，其原因一是汗出热减，二主要是未至阳明病热实于里而发潮热的程度。即使有热，也不同于阳明病的蒸蒸发热。津未大伤而无渴，故还可发汗解表；但里有热亦当清里。此所以用解表清里的越婢汤主之的原因。但应知治风水并不限于越婢汤一个方子。另外方后加减不似经文，例如明言恶风，何不即用附子？明指风水，何不即用白术？所以疑为后人语也。

越婢汤方

麻黄六两，石膏半斤，生姜二两，甘草（炙）二两，大枣十五枚。

上五味，以水六升，煮麻黄，去上沫，内诸药，煮取三升，分温三服。恶风者加附子一枚，炮。风水加术四两（《古今录验》）。

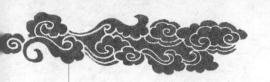

〈方解〉重用麻黄发水气以解表，病水者胃多虚，故佐以生姜、大枣、甘草助益胃气，用石膏清内热而止汗出也。故此治风水、一身悉肿、身无大热而续自汗出者。

又曰："水之为病，其脉沉小，属少阴。浮者为风。无水虚胀者，为气。水发其汗即已。脉沉者宜麻黄附子汤，浮者宜杏子汤。"（十四，26）

胡希恕

【释】水之为病，指身肿的水气病而言也。脉沉则为水，少阴脉微细，今脉沉小，知为少阴也；若脉不沉，小而浮，则为风水。若水肿，发汗即愈，脉沉小属少阴者，宜用麻黄附子汤；脉浮属风水者，宜用杏子汤。无水虚胀者为气，当然不可发汗。

【按】杏子汤方未见，注家谓恐是麻黄杏仁甘草石膏汤；《医宗金鉴》则谓甘草麻黄汤加杏仁。但就篇首"风水其脉自浮，外证骨节疼痛，恶风"的为文观之，则以大青龙汤更加合理。

段治钧

〈注〉少阴病脉微细，本条脉沉小，小与细同，即脉沉细，病水的人见这种脉当属少阴。因为少阴是在表的阴性病，脉亦当浮，今脉不浮而沉者，当责有水。所以病水也是可以发生为少阴病的，其证还当有肿胀，亦以发汗治之。在表的阴性病发汗当助以附子剂，故脉沉者用麻黄附子汤。脉浮为风水，是阳性病，或有身疼痛，或不痛而身重者，此大青龙汤证也。另外还有一种无水虚胀者，为气，这种情况是不可发汗的。

〈按〉杏子汤方未见，胡老则以大青龙汤较为合理，读者可参见《伤寒论》大青龙汤方。

〈**方解**〉此即《伤寒论》302 条之麻黄附子甘草汤增其麻黄用量，故治风水而陷于少阴病者。

麻黄、甘草，发汗缓急迫。附子，温中兴衰。麻黄附子甘草汤为少阴病无汗发表之主方，以其本虚，麻黄用量甚轻，又甘草缓之，故微发汗也；本方为发水气，麻黄的用量需大。此亦和桂枝去芍药加附子汤与桂枝附子汤的关系一样，均只增益药量，药味并无出入，似无另立方名的必要，但制因证易，岂可混同！古方规律严谨如此，学习当细研之。

又曰："诸病黄家，但利其小便，假令脉浮，当以汗解之，宜桂枝加黄芪汤主之。"（十五，16）

胡希恕

【释】诸黄疸病，多从湿得之，法当利其小便，假令脉浮，为在表，则宜汗以解之，桂枝加黄芪汤主之。

【按】黄疸脉浮、汗出、恶风者，宜桂枝加黄芪汤；若无汗表实者，则宜麻黄连翘赤小豆汤，不可不知。

段治钧

〈**注**〉太阳中风型的黄疸病可用本方。不过表证型的黄疸并不多见，因为有些黄疸病初起类似感冒，待到发黄，表证期已过。这就要求医者临床时心中必时刻有个防患于未然的细查。

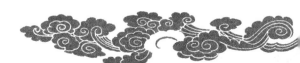

> **桂枝加黄芪汤方**
>
> 桂枝、芍药各三两，甘草二两，生姜三两，大枣十二枚，黄芪二两。
>
> 上六味，以水八升，煮取三升，温服一升，须臾饮热稀粥一升余，以助药力，温覆取微汗，若不汗，更服。

〈**方解**〉本方即桂枝汤加黄芪。黄芪味甘微温，为补虚实表的要药。若表气虚衰，则邪留肌肤不去，为湿，为水，为久败恶疮，以及麻痹诸症，以本药配以适方，均可治之。以是可知桂枝加黄芪汤，实不只治黄汗、黄疸的为证而已，若桂枝汤证而有黄芪证者，均当治之。

由于以上为例的说明，无论伤寒感冒以及各种杂病，常以脉浮而判明为宜于汗解的表证。

二、主 热

《**伤寒论**》曰："太阳病，发热而渴，不恶寒者，为温病。若发汗已，身灼热者，名风温。风温为病，脉阴阳俱浮，自汗出、身重、多眠睡、鼻息必鼾、语言难出；若被下者，小便不利、直视失溲；若被火者，微发黄色，剧则如惊痫，时瘈疭；若火熏之，一逆尚引日，再逆促命期。"（6）

胡希恕

【**释**】本条虽形似太阳病，但太阳病发热不渴，而且必恶寒，今发热而渴竟不恶寒，为热盛于里的温病，与邪热在表的太阳病大异。温病宜寒凉，不可发汗。若误发其汗则津益伤而热益炽，势必变为身灼热的风温重证；更不可误下使津液竭于下；不可烧针、火熏以火助热。凡此种种逆治而成的坏病，犯一尚可苟延时日，犯多则死期至矣。

段治钧

〈注〉发热而渴，不恶寒者，热盛于里。热在表，散热机能不及，热郁肌表，感到与外界温度的明显差异，故恶寒；热盛于里，热机能太过，蒸蒸外泄，远远超过外界温度，所以但觉发热而不恶寒。"渴"是口津不足，其原因有热盛、水蓄不行、伤津耗液等之不同：白虎汤证之大烦渴，热盛也；五苓散、猪苓汤证之渴，为小便不利，水蓄不行也；小青龙汤证之或渴，表不解心下水停也；小柴胡汤证之或渴，上焦不通，津液不布也；大陷胸汤证之渴，水与热结也；茵陈蒿汤证之渴，湿热内聚也；柴胡桂姜汤证之渴，津伤而水不行也。其中白虎汤证、五苓散证、猪苓汤证之渴是主证，余均客证耳。此外，单纯因伤津而胃不和之渴，少与水即愈，不必治疗。本条的渴因于里热。

上述之温病，若再有身灼热烫手，且自汗出，即是风温病，较前为重，乃由于温病误发汗而致。此条更示人温病不可发汗，发汗则津愈竭、热愈炽矣。

阴阳俱浮，指尺脉和寸脉俱浮。此自汗出，热盛于里而迫于外，实为汗自出，可见此浮脉乃主热。身重乃湿郁于外。大青龙汤之身但重是虽有表证而里热，正气与外邪抗争于表，因表实不得汗出，积而郁之，故但身重；大小承气汤之身重，里实而内热；柴胡加龙骨牡蛎汤之一身尽重，烦惊而热郁；白虎汤之身重，乃里虽不实而热蒸于外，全身皆热也。上述之身重皆属客证。多睡眠因热壅于上，扰其神明，或曰汗出疲倦。息必鼾，热盛散温不及，鼻代其职，呼吸加重。语言难出，热盛津伤，舌失其养。

小便不利，误下而水分被劫夺。直视，即两眼直瞪而目不转睛，乃津竭于上，影响视神经。失溲，即大小便自遗，前后括约肌失职。上述均属误下而致的坏病。

微发黄色（轻者），以火助热，热灼津枯，红细胞崩解而为溶血性

黄疸。瘛为筋急而缩，疭为筋纵而伸，时瘛疭（重者），即抽搐如惊痫，乃因热而使运动神经失常也。上述均属烧针、艾灸所致的坏病。

若火熏之，指用艾叶等药物烧火熏身。凡以火助热的坏病，一次逆治或可延其时日，多次犯逆，预后危殆！

〈按〉太阳病必恶寒，不渴；阳明病不恶寒，反恶热，有渴。温病不恶寒而发热，必渴。可知温病乃阳明之类，首句冠以太阳病者，比较之意，文中多见。

中风伤寒均为太阳病的一种证，论中不称其为病。今明明又提出一个温病，其不属于太阳病可知。

太阳病有汗名中风，无汗名伤寒。热病无汗名温病，有汗名风温，亦以有汗、无汗区别之。

热在表则发热恶寒，热在里则发热不恶寒，在半表半里则往来寒热，此热在表、在里、在半表半里的最佳鉴别法。病发热不恶寒，故其热在里可知。渴更属热盛伤津之证，所以不可辛温发汗。里虽热，然津虚，故亦不可下。至于火攻乃使人发汗的一种方法，太阳病本当戒用，施之温病，更属逆治。

本条未出治法，既言不可汗、下、温，当用寒凉除热之法。大青龙汤（初起）、麻杏石甘汤、桂枝二越婢一汤、白虎汤（入阳明）等可酌情选用。

温病所以在此提出，以其与太阳病相似，示勿以治太阳病的发汗法治之，其意颇深。特别明示不可汗、火攻，其戒均已在先矣。

又曰："**脉浮、热甚，而反灸之，此为实。实以虚治，因火而动，必咽燥吐血。**"（115）

胡希恕

【释】脉浮热甚，宜选用石膏配伍的发汗剂。医反灸之，不知此本实热证，而以治虚寒的方法灸之。邪无从出，反因火而动，上炎伤肺，势必咽燥而吐血、衄血。

〈注〉脉浮、热甚，为热而实的证。因无恶寒，所以说此脉浮主热而不主表。实，即邪实。灸为治虚寒之法，有热而属实不当以此法治之，故曰反。

实以虚治，即实证而以治虚寒的方法灸之。

段治钧

因火而动，必咽燥吐血。实热因被火而妄行，炎及上焦则为咽燥、吐血、衄血之变。

又曰："阳明病，脉浮而紧者，必潮热发作有时；但浮者，必盗汗出。"（201）

【释】浮而紧，为太阳伤寒无汗的表实脉。阳明病而见此脉，为太阳伤寒初转属阳明，未至濈然汗出可知。虽有潮热，亦必发作有时。脉不紧，但浮者，虽表还未罢，津液已有损耗，故必盗汗出。

胡希恕

【按】此就脉诊以说明太阳转属阳明的过程。病初传阳明，脉浮紧为表实；若脉但浮而不紧，为津耗表虚而表未解。

〈注〉本条表述的是阳明病初起，表证还在，据脉证不同所反映的两种情况。

段治钧

浮者病在表，紧者为体表津液充实之应。潮热者，言其热汹涌，蒸蒸如潮。表实无汗，里热已渐，表里皆热，故其热更甚。又因热乍传里，所以其潮热不是连续不退，而是发作有时。

但浮者，即脉但浮而不紧，在表的津液有所损耗。盗汗即醒时无汗，寐时则悄然汗出。这里脉与证是互为因果的：脉不紧则表实不甚，因里热而引发盗汗。因盗汗出，津有所失，故脉但浮不紧也。可见此脉浮主热。

〈按〉潮热，乃其热汹涌如潮的意思。有谓信时而发者，非也。病初传于里，表里俱热，其热更甚，未至濈然汗出，故有时发此潮

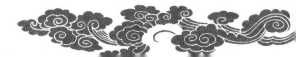

热也。

又曰："心下痞，按之濡，其脉关上浮者，大黄黄连泻心汤主之。"（154）

胡希恕

【释】心下痞，按之濡，即《伤寒论》所谓"但气痞耳"（157条），无实质东西，胃内是空的。其脉关上浮为胃有热，故大黄黄连泻心汤主之。

【按】心下痞，按之濡，并非说濡软如按棉，与结胸证的硬满比较之词。若真濡软如按棉，无抵抗，则乃里虚之候，绝非本方所宜。

段治钧

〈注〉痞，痞塞不通，上下不通畅，发堵，自觉症状。心下，正当胃部。

濡，濡软、迟滞、停留的意思，是他觉症状。按之腹壁虽濡软，但深按则不濡，有抵抗。

浮脉，不只主表，也主热。关上浮，即中焦有热。

大黄黄连泻心汤方

大黄二两，黄连一两。

上两味，以麻沸汤（即滚开水）二升渍之，须臾（时间勿长）后去滓，分温再服。

〈方解〉此于（三黄）泻心汤去黄芩，并以沸水渍之而不煎，故治泻心汤证烦热较轻，而大便秘结不甚者。

〈按〉"关上浮"，这里选的是一条复合脉。

又曰："脉浮发热，口干鼻燥，能食者则衄。"（227）

胡希恕

【释】脉浮主表亦主热。今发热不恶寒，则热不在表，非表证甚明。口干鼻燥而能食，为热在里而未实，故脉浮。热亢，故口干鼻燥，久则必衄。

【按】发热、口干、鼻燥为白虎汤证，治之或可不衄，迟则虽衄亦宜白虎汤主之。

段治钧

〈注〉热盛者气为之张，所以浮脉有时亦主热，本条脉浮即是。

发热不恶寒已非表热，口干、鼻燥为里热形成而未至大实，是阳明病的外证表现，为白虎汤证。

能食者，即同书197条阳明中风之谓。里有热则能食，虽能食而不渴，表示热未消烁津液至渴的程度。

热入于里而动血，久之必衄也。可与同书209条互参。

又曰："若脉浮、发热、渴欲饮水、小便不利者，猪苓汤主之。"（223）

胡希恕

【释】此承同书221条，若误下后脉浮发热，欲饮水而小便不利者，里本不实，下之不但伤中而且及肾，致蓄水不行之变。可与五苓散证互参加以辨析。

【按】本条和同书222条均承221条"若下"句后，与栀子豉汤证并列为三，都是白虎汤证误下所致的变证，《医宗金鉴》合为一条是也。

段治钧

〈注〉同书222条白虎汤证误下后，热移于下焦，膀胱蓄水不行（后世谓水不气化）。水不下通，故小便不利；津不上乘，则渴欲饮水；热不得泻，故脉浮发热。

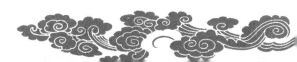

此虽与白虎加人参汤证同有渴欲饮水，但机理不同，故以猪苓汤主之。

〈按〉《伤寒论》221、222、223 三条白虎汤证误下的变证：栀子豉汤证是里不实的虚烦，里实的热烦则不中与之；白虎加人参汤证为下后伤津，邪热入里，以渴为主证；猪苓汤证乃下后蓄水不行，津不通调，以小便不利为主证。

猪苓汤方

猪苓（去皮）、茯苓、泽泻、阿胶、滑石（碎）各一两。

上五味，以水四升，先煮四味，取二升，去滓，内阿胶烊消，温服七合，日三服。

〈方解〉滑石，甘寒，缓和性清热利尿剂。通六腑九窍津液，利涩结，下垢腻，逐湿热。主小便黄赤、膀胱炎、尿道炎、暑热、烦渴。

阿胶，甘温微腥，止血剂，滋润黏滑兼有滋养、强壮作用。功能止血养筋，滋燥和血补血，调经安胎，柔肝、润肺。主咳、吐、衄血，淋痔、崩漏出血，组织枯燥出脓血、疼痛。

猪苓、茯苓、泽泻、滑石四味均属甘寒性利尿药。猪苓解毒消炎利水道，尤善止渴；阿胶止血润燥，治小便不利，或淋漓，或出血。全方治渴欲饮水、小便不利，偏于热者。

〈按〉猪苓汤与五苓散证治大致相同，但猪苓汤为寒性利尿剂，五苓散偏温。猪苓汤利尿、消炎、止血，用药一派甘寒，连温性的白术亦不用，加薏苡仁可治尿道疼、小便频数、发热之泌尿感染及肾盂肾炎；五苓散因有桂枝，可治气上冲。利尿药中若加大黄五六分更助利小便（大黄多用通大便，少则利小便），经验之所得也。

《金匮要略》曰："脉浮发热，渴欲饮水，小便不利者，猪苓汤主之。"（十三，13）

〈注〉此与上条同。为《伤寒论》在《金匮要略》重出者。

由于以上诸例，可见浮脉亦常主不同的热证。

三、主 虚

《伤寒论》曰："伤寒脉浮、自汗出、小便数、心烦、微恶寒、脚挛急，反与桂枝汤以攻其表，此误也……（以下讲辨治）"（29）

胡希恕

【释】脉浮、自汗出、恶寒，形似桂枝汤证，但只微恶寒而不发热，则非桂枝汤证。小便数，为胃虚不能制水。脚挛急，为津液不足以养筋。此时反与桂枝汤攻表以发汗，则津液益虚，故四肢厥而咽中干。激动里饮则烦躁而吐逆……

【按】中气虚，有水饮反不能保持之，则小便数，古人谓"上虚不能制下"者也，故小便数者不可发汗。《金匮要略·水气病脉证治》（十四，4）有"渴而下利，小便数者，皆不可发汗"，读者可互参。

〈注〉伤寒，即太阳病的伤寒证。浮为表证之脉。因证候形似桂枝汤证，故冠以"伤寒"二字。仲景书中多有这种文笔，读者宜细玩文意。自汗出，为气虚不能卫外而致津液外泄；小便数，为胃虚不能制下。有此二症要予高度重视，此时若有发热趋重的形势，则应注意可能转属阳明，因经文有"伤寒汗出濈然者属阳明"的论述。如果津伤太过，也可转属阴证。病转属阳明之初，亦有恶寒者，此处微恶寒而不发热，属阴属阳要仔细观察辨析。脚挛急，为津少不足养筋。此三症皆因自汗出、小便数伤津液所致，且六证中没有发热，非桂枝汤证可知，当然不可与桂枝汤，若与，则为反其道而行的误治。本段的重点在于自汗出、小便数造成津虚血少的微恶寒、脚挛急，此不可发汗也。而自汗出、小便数

段治钧

049

第一章 浮脉的主病

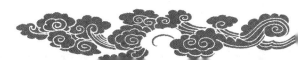

的根本原因又在于胃虚。所以此段的脉浮主要不是主表而是主虚。

《金匮要略》曰："男子面色薄者，主渴及亡血。卒喘悸，脉浮者，里虚也。"（六，4）

胡希恕

【释】面色薄指面色枯槁而不华泽之意。津液少则渴。主渴及亡血者，谓面色薄者为津液虚或亡血的证候也。喘者气虚，悸者血虚，脉浮无根，知为里虚也。

段治钧

〈注〉颜面苍白而无神、枯槁无光泽的人，虽然无病，但也一定津虚血少。此浮脉与同书上条（六，3）的大脉，意相同，其脉虽大而无根者亦有外无内之谓也（一说为尺脉难寻，可参）。久里虚者亦为劳，亦为此种脉浮之所主。

四、其他

《金匮要略》曰："心中寒者，其人苦病心如啖蒜状，剧者心痛彻背，背痛彻心，譬如蛊注。其脉浮者，自吐乃愈。"（十一，9）

胡希恕

【释】心中寒则心火内郁，故如啖蒜状而心中灼辣也。甚者心痛彻背，背痛彻心，有似虫注之往来不已也。其脉浮者，为病有上越之机，当自吐乃愈。

段治钧

〈注〉心为火脏，为一身命热之总枢。心火为寒邪所束缚，热被郁遏于内不得外出，病人则感到热辣辣的噁心；再厉害些则心痛如经文。蛊注，病名。发作时出现胸闷、腹痛等症，在此仅是一个比喻而已。

依经文作此释，但以吐而愈观之，此心当是胃部疼痛的反射，把胃食生冷的疼痛当成了心痛。若真要是心梗的疼痛，未曾见有吐之愈者，广求读者验证之。

此脉浮是人的抗病机能要把胃中不消化的东西涌吐出来的脉应。

又曰："酒黄疸者，或无热，靖言了了，腹满欲吐，鼻燥。其脉浮者先吐之，沉弦者先下之。"（十五，5）

胡希恕

【释】酒黄疸亦有心中无烦热而靖言了了者。实于里则腹满，壅于上则欲吐。鼻燥者，里热也。其脉浮者，病有上越之机，宜先吐之；沉弦者，里实而脉沉弦者，宜先下之。

段治钧

〈注〉靖言了了是语言不乱、神情安静的意思。酒黄疸患者，嗜酒无度，长期湿热内蕴，常言不了了。但本条则不然，如胡老所释。酒黄疸一般心中热而懊恼，本条说明亦有无热者。虽如此，腹满、鼻燥，仍能说明里实有热。总之应知酒黄疸者以热为主，当从湿热治之。此脉浮者，理同上条（十一，9），里实而脉浮者病有上越之机，吐以治之乃顺应病机之势也。

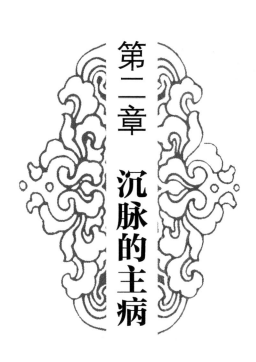

第二章 沉脉的主病

一、主里、主虚、主寒

《伤寒论》曰："病发热、头痛，脉反沉。若不瘥，身体疼痛，当救其里，四逆汤主之。"（92）

胡希恕

【释】病发热头痛，脉反沉，为少阴病麻黄附子细辛汤证。若不瘥，谓服麻黄附子细辛汤后，脉沉、身体疼痛仍在。此身疼痛乃沉寒在里，血气瘀滞所致，不得看作表证，故谓当救其里，宜四逆汤。

【按】身疼痛为桂枝汤证和四逆汤证的共有证，然桂枝汤证脉必浮，而四逆汤证脉必沉。可参考《伤寒论》301条。

段治钧

〈注〉发热头痛为表证，沉为里脉。详辨本条，为少阴病脉证。反字强调脉不浮，排除太阳病的可能。表证而现里脉，医者要多加注意，须详察才不致误事！上句发热头痛、脉反沉为少阴病，当以麻黄附子细辛汤治之。服药后病仍不解，即发热头痛已去，脉沉、身疼痛仍在。就不要再认为表不解了，这是沉寒在里、气血凝滞所致，故谓"当救其里，宜四逆汤"。示医者不可大意，赶紧舍表救里。

〈按〉病属阴属阳之辨是中医的基本功。阴性病口中和，阳性病口中不和（干或苦）；阴性病小便清，阳性病小便黄；阴性病大便秽气轻，阳性病大便臭味重；阴性病常无热，阳性病常有热。种种不同，应在理论和实践上多留意，日积月累自能贯通。

此脉沉主里，本条要点在于表证见里脉。身疼痛有表里不同、阴阳之异。阳性病，脉当浮；阴性病，脉当沉。脉沉在汗后，属亡津液，多见新加汤证。初病即见脉沉无力者，乃阳气沉衰，应虑及阴寒虚证。

> **四逆汤方**
>
> 甘草（炙）二两，干姜一两半，附子（生用，去皮，破八片）一枚。
>
> 上三味，以水三升，煮取一升二合，去滓，分温再服。强人可大附子一枚，干姜三两。

〈方解〉附子，辛温有毒，兴奋强壮药。兴奋全身细胞之代谢机能，起沉衰，强心回苏，温中复逆，利尿燥湿，止痛。主心力衰竭，倦怠厥冷，无热恶寒，寒湿痹痛。附子证多现腹壁柔软无力。

附子在用法上有生用、炮制之别，回阳救逆宜大剂量生用，否则只以炮制为宜。

干姜，辛温，振奋药。振奋代谢机能，驱逐结滞水毒，温中散寒，回厥，止呕吐。主治机能衰减，吸收分泌失常而致水毒上迫，见呕、咳、晕、厥、烦躁者。有止泻、治胃腹寒痛的作用。

附子之效在全身，干姜之效在局部，二者为伍相得益彰。主用甘草补中益气。故凡里虚多寒，以至水谷不化，下利清谷，四肢厥冷，非此方不足以救助之。

又曰："伤寒五六日，头汗出、微恶寒、手足冷、心下满、口不欲食、大便硬、脉细者，此为阳微结，必有表，复有里也。脉沉，亦在里也，汗出，为阳微；假令纯阴结，不得复有外证，悉入在里，此为半在里半在外也。脉虽沉紧，不得为少阴病，所以然者，阴不得有汗，今头汗出，故知非少阴也。可与小柴胡汤；不了了者，得屎而解。"（148）

胡希恕

【释】头汗出，微恶寒，太阳的表证未罢。心下满，口不欲食，大便硬，则里已结甚明。津虚血少则脉细，不充于四末则手足冷。此乃津液内竭而致的阳明微结

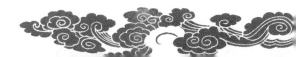

证，所以必有表（头汗出，微恶寒）复有里（心下满，口不欲食，大便硬）也。虽脉沉为在里之应，以汗出，可知其为阳微结。假令为纯阴结的寒实证，则不复有外证，应悉入在里。以上乃半在里半在外，故肯定不是纯阴结。脉沉紧（应为沉细）亦不得认为是少阴病，所以然者，阴不得有头汗出。今头汗出乃热亢之候，故知非少阴。

津液内竭的阳微结，汗下均非所宜，只可与小柴胡汤通其津液，和其表里。设服药后大便硬，仍不了了者，可少与调胃承气汤，得屎即解矣。

【按】心下满，口不欲食，大便硬，为里有实结，人所易知。同时又有微恶寒，手足冷而脉沉细，易误为纯阴结（暗指同书141条寒实结胸证）。只有头汗出一证属阳不属阴，加之微恶寒，则知为表未解，既有表复有里，肯定为属阳明的微结证。阳微结者，还未至热实于里的胃家实也。

段治钧

〈注〉本条主述三阳并病阳微结证。伤寒五六日，病由表入半表半里之期，小柴胡汤及大柴胡汤证多见。头汗出，微恶寒，乃太阳证未罢的表现。头汗出有热而气上冲的缘故。

心下满，口不欲食，是少阳证。小柴胡汤证，心下满；大柴胡汤证，心下急。口不欲食，即默默不欲饮食的互词。

此脉沉主里。大便硬，脉沉，是里证内有结滞。但此结滞是阳结还是阴结（寒实结滞），需当细辨。

综合以上辨析知这是邪在少阳，有表复有里，且内有微结的三阳并病。小柴胡汤可通大便，但只治微结，经文有"上焦得通，津液得下"的明示。内结重，得用大柴胡汤或调胃承气汤。阳微结并不是里有大热，乃津虚致结，所以"可与小柴胡汤"，仍尊三阳并病治从少阳之旨。

后文又用倒叙的方法，第一说明：这个微结是阳微结（即阳明的微结）。头汗出（为有热上亢，但津液又不足的缘故），微恶寒，表证未罢，病未全入里，其邪乃半在里半在外。所以断定其里证的结滞为阳微结，非寒实在里的纯阴结也，因为纯阴结悉入于里，不复有外证。

第二说明：手足冷，脉细，及后文的脉沉"紧"（当是脉沉细，因条文中先说了脉细，后又说了脉沉），看似少阴证，亦因有头汗出，则不是阴证。手足冷而未至厥逆，脉细，为津血不足也。

"可与小柴胡汤"，指的是文中第一段阳微结证；"设不了了者，得屎而解"，指的是，假如服小柴胡汤而结仍不去，通大便则解。

〈按〉此与同书147条都从微结证入手，给柴胡证的微结立论。

又曰："伤寒四五日，脉沉而喘满。沉为在里，而反发其汗，津液越出，大便为难；表虚里实，久则谵语。"（218）

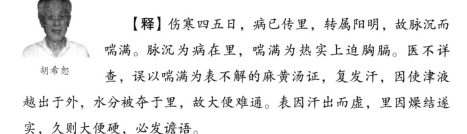

胡希恕

【释】伤寒四五日，病已传里，转属阳明，故脉沉而喘满。脉沉为病在里，喘满为热实上迫胸膈。医不详查，误以喘满为表不解的麻黄汤证，复发汗，因使津液越出于外，水分被夺于里，故大便难通。表因汗出而虚，里因燥结遂实，久则大便硬，必发谵语。

【按】喘满为麻黄汤和承气汤的共有证，但麻黄汤证以喘为主而脉浮，承气汤证以满为主而脉沉。同书217条为太阳中风转属阳明，由于汗出致大便硬而谵语；本条为太阳伤寒转属阳明，由于误汗而致谵语。二者均是由于津液外出加快燥结的进展。本条未出方，读者可探讨之。

段治钧

〈注〉伤寒四五日，此指太阳伤寒，四五日约为传变之期，但不可拘泥时日，传与不传全凭脉证。里实之证，主在脉沉。喘满分为因喘而觉满和因满而致喘，细

问详查是可以分辨的。此时腹诊当有重要意义。本条喘满根本在于里实，治疗当看有无表证。在无表证的情况下才可议下。

沉为在里，用汗法当是逆治，故曰"反发其汗"，责医之不查也。

因发汗造成表虚里实的大便难，这是误汗伤津的后果。阳明证有谵语，虽大便成硬，其治当选适方，不定为大承气汤也。

〈按〉本条未出方，治之必须遵循辨证施治的精神。比较原论前后诸条可知，治阳明病谵语、大便硬者，小承气汤、大承气汤、大柴胡汤均有可用之机会，热甚谵语者亦有用白虎汤的机会，其要在适证选方。本条若在未发汗之前，及时适证用白虎汤清热保津，或用小承气汤泻实去满等，可防谵语之发生也。

原论前之 208、209、212、215 条，后之 220 条，主述阳明病之潮热。本条及 213、214、216、219 诸条，主述阳明病之谵语。前后比较辨证及治法，即可掌握其规律，加深对阳明病的体会。

又曰："少阴病，脉沉者，急温之，宜四逆汤。"（323）

胡希恕

【释】少阴病本虚，转为阳明者，当虑其阴竭，法宜急下；转为太阴者，更当虑其阳衰，法宜急温也。沉主寒主饮，少阴病见此脉，无阳热证候，当急以四逆辈温其里，缓则转属太阴，吐、利、厥逆等重证随之而至矣。

【按】少阴病始得之，反发热脉沉者，与麻黄附子细辛汤，解外兼温中逐饮。今无热而脉沉，则宜四逆汤急温其里。前后对照互参，才能看到古人辨证之精和用药之严。

段治钧

〈注〉首句少阴病者，指少阴病本证。

本条脉沉为虚寒在里的脉应。少阴病脉浮而微细为常，今脉反沉为其变，不可轻视，当虑其内传而发太阴病也。

本条无发热而见脉沉，不急温之就有并于太阴的可能，故当急温之，宜四逆汤。

〈按〉《伤寒论》93条有"下利清谷不止，身疼痛，急当救里"的为文，身疼痛是表证，但下利清谷为里虚寒甚，故应先救其里。本条虽未及此，且无明显的里候，但脉沉的病机是一样的，故亦应急救其里，两者可互参。

结合少阴转属阳明二急下证（同书320、322条）和本条，可体会仲景在《伤寒论》的论述中始终贯彻"观其脉证，随证治之"的原则，同时又出应急制变的条文，所以读仲景书要始于句下，而又不可死于句下。若认为太阳篇说的都是太阳病，少阴篇说的都是少阴病，则大相径庭，不得要领矣。

方药见前。

《金匮要略》曰："脉沉，渴欲饮水，小便不利者，皆发黄。"（十五，9）

胡希恕

【释】脉沉为在里，渴欲饮水为里有热，小便不利则水不得下泄，与热瘀于里，则必发黄也。

段治钧

〈注〉各种发黄，原因不一，除上述者外还有多种，但综观之多是里有热、有水湿内停，湿热相瘀是发黄重要的病理机制。所以治黄当利小便，《金匮要略》本篇第16条（十五，16）有"诸病黄家，但利小便"的为文。

二、主水饮

《伤寒论》曰："少阴病始得之，反发热脉沉者，麻黄细辛附子

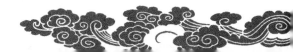

汤主之。"（301）

胡希恕

【释】少阴病以不发热为常，始得之病在表，脉亦不当沉。今反发热而脉沉，发热为邪在表，沉为寒饮在里，故以解表而兼温中逐饮的麻黄附子细辛汤主之。

【按】太阳篇谓"发热恶寒者，发于阳也，无热恶寒者，发于阴也"，故少阴病以不发热为常。沉主里有寒饮，本不宜发汗，今以始得之反发热，则表邪明显，以两解表里的麻黄附子细辛汤主之。《金匮要略》曰："脉得诸沉，当责有水。"（十四，10）水在里者，热反外郁，此少阴病始得之所以反发热脉沉也。麻黄附子细辛汤，解表兼逐饮也。

段治钧

〈注〉发热脉沉中间不当断句。"反"字贯彻发热、脉沉两者。少阴病本虚，不发热为常。病在表，脉当见浮，发热脉沉均不循常，故曰"反"。脉反沉，当责之里有水饮。反发热的原因有二：一是邪在表，其人抗病能力尚强；二是里有水饮而发热不去。此亦同表阳证邪在表、里有水饮者，单纯发汗不但表邪不去，且激动里饮而生变证，小青龙汤证即其例也。不管是表阳证，还是表阴证，里有水饮者，必须解表逐饮同时施治。若是表阳证，先解表后逐饮，即有变证，尚容时调整方剂。若表阴证，解表逐饮分步治之则不可轻试也，必须同治。盖虚寒之人里有水饮，并于里则转太阴病之下利也。

得少阴病的人本来就虚（津虚血少），即使用发汗药解表，也得减轻麻黄的用量以小发其汗，且必加亢奋药。若里有水饮，必加逐饮药以两解表里也。本方附子、细辛正为此而设，故曰"麻黄细辛附子汤主之"。

〈按〉本条为少阴病兼里有水饮者，乃变治方剂，同书下条（302条）麻黄附子甘草汤才是少阴病的正治方剂。

麻黄细辛附子汤方

麻黄（去节）二两，细辛三两，附子（炮，去皮，破八片）一枚。

上三味，以水一斗，先煮麻黄，减二升，去上沫，内诸药，煮取三升，去滓，温服一升，日三服。

〈**方解**〉此为麻黄附子甘草汤去甘缓的甘草，加祛寒逐饮的细辛，故治麻黄附子甘草汤证而有寒饮者。

又曰："少阴病，身体痛，手足寒，骨节痛，脉沉者，附子汤主之。"（305）

胡希恕

【**释**】中气内虚则手足寒，有水气则脉沉。身体痛，关节痛，知为湿痹而无关外邪，当属太阴虚寒证，故以附子汤主之。

段治钧

〈**注**〉身体痛、骨节疼属表证，形似外邪，虽冠以"少阴病"，但又无少阴病的其他脉证，故实非少阴病也。以身体骨节疼痛为主要表现者属痹证。

手足寒，是因为中气内虚、胃气不振。脉沉，为寒饮在里之应。体痛、骨节痛，为寒湿之痹。

寒湿在里而有身痛、骨节疼痛，虽无下利、呕吐，亦当属太阴虚寒证。治之之法，不应解外而应温中逐饮，以附子汤主之。

〈**按**〉麻黄附子细辛汤证亦有脉沉，也是内有水饮，因有（反）发热，说明表邪重，故用小发汗法以解表逐饮。本方证手足寒，里虚已反映出来，故"属"太阴（与太阴有关），既不得小发汗，亦不宜四逆辈，用附子汤温中健胃去饮，以除寒湿痹痛也。

第二章　沉脉的主病

另外，风寒湿邪合而为痹，尤以关节痛为常见，并且常以表证的形式表现出来，或太阳或少阴，适证需分阴阳以治之。寒湿痹痛而脉沉者多属本方证，尤以下肢拘急、屈伸不利者更验。

附子汤方

附子（炮，去皮，破八片）二枚，茯苓三两，白术四两，芍药三两，人参二两。

上五味，以水八升，煮取三升，去滓，温服一升，日三服。

〈方解〉主用附子温中散寒，佐以人参健胃补虚，茯苓、白术利小便以逐留饮，与附子为伍解湿痹，芍药缓挛急而治腹痛。本方治里虚有寒饮，小便不利，或腹痛，或痹痛而脉沉或脉弦者。

〈按〉本方较真武汤增加了附子用量；以无吐，去生姜；又加人参以健胃补虚，防病入里。主证和组方均有别也。

本方术、附合用，共走皮中以逐水气，治湿痹的要药，根据需要可加量茯苓。若去人参，留芍药以缓挛急，可治关节痹痛。

《金匮要略》曰："脉沉者，泽漆汤主之。"（七，9）

胡希恕

【释】本条当接同书上条（七，8）"咳而脉浮者，厚朴麻黄汤主之"。所以本条为咳而脉沉。脉沉者为水饮，而当以泽漆汤主之。

段治钧

〈注〉内有水饮亦可致咳，此脉沉主里、主水饮。

062

泽漆汤方

半夏半升，紫参（一作紫苑）五两，泽漆三斤（以东流水五斗，煮取一斗五升），生姜五两，白前五两，甘草、黄芩、人参、桂枝各三两。

上九味，哎咀，内泽漆汁中，取五升，温服五合，至夜尽。

〈方解〉泽漆即猫眼草，味苦微寒，有逐水除热的作用，本方用为主药，虽利水但不太伤人，故用量大而须频服。

紫苑，苦温，为镇咳、祛痰、降气药。功能温肺下气，化痰止咳，开泄肺郁。主慢性虚性咳嗽、咳呛不爽、浊涎胶结喉中有痰鸣音者。

白前，香苦微寒，镇咳、祛痰药，兼有平喘作用。泻肺、平气、消痰、止咳。主胸胁逆气、咳嗽痰多不利者。

古之一斗约合现在普通的四茶杯。凡是停水主要是因为胃虚，故用生姜、甘草、人参健胃安中。泽漆、半夏合而下气逐水饮。泽漆、黄芩合而除热。半夏、紫苑、白前下气治咳。桂枝降冲气，合逐水药以增强利尿的作用。故本方治胃虚有水气、不寒有热而咳逆者。本方是个较平稳的方子。

又曰："胸中有留饮，其人短气而渴，四肢历节痛。脉沉者，有留饮。"（十二，10）

胡希恕

【释】胸中有留饮，阻碍呼吸则短气。咳唾涎沫多则渴。脉沉为有水，四肢历节痛而脉沉者，为水饮归于四肢，当汗出而不汗出的溢饮也。（参见同书本章，十二，1）

段治钧

〈注〉《金匮要略》第十二为咳嗽痰饮病脉证并治，第2条所说痰饮、悬饮、溢饮、支饮四者，是对饮邪就其停留的处所和形象而给以分类的概念。本条胸中留饮即四者中的溢饮类，此详推四肢历节痛而脉沉知之。废水潜留，不得正常循环排泄，即饮邪停留在身，概称为留饮也。其人短气者，即同书本章12条（十二，12）"水停心下，甚者则悸，微者短气"之谓也。因病水故脉沉应之。

又曰："师曰：病有风水、有皮水、有正水、有石水、有黄汗。风水其脉自浮，外证骨节疼痛，恶风；皮水其脉亦浮，外证胕肿，按之没指，不恶风，其腹如鼓，不渴，当发其汗。正水其脉沉迟，外证自喘；石水其脉自沉，外证腹满不喘；黄汗其脉沉迟，身发热，胸满，四肢头面肿，久不愈，必致痈脓。"（十四，1）

〈注〉见第一章，浮脉的主病，"一、主表"。

又曰："里水者，一身面目黄肿，其脉沉，小便不利，故令病水。假如小便自利，此亡津液，故令渴也。越婢加术汤主之。"（十四，5）

胡希恕

【释】小便不利，因致病水，故脉应之沉。水溢于外，则一身面目黄肿，越婢加术汤主之。此水发自于里，因谓为里水。假设小便自利，此亡津液，当病渴而不病水也。

【按】由于小便不利，因而病水，水发自里，故谓里水，肾炎见此证甚多。无端腹水或浮肿，用本方均良验。注家多改为皮水，实非。

段治钧

〈注〉里水者，非五种水（十四，1）之外又有里水的病名。这是从病水的原因说的，即因小便不利而病水。其水蓄郁日久而发黄，但不是黄疸病；溢于外而头面肿。此脉沉主要是主里，亦主水。这种病水肾炎多见，用本方百验；若肝硬化之腹水，则无效。里水是个大眼目，它是相对于风水而言，风水之作可说是由于外因；而此是由于胃气不足，因而脉络空虚，此时或小便不利，或里有停饮，则乘此络脉空虚走于皮肤，则为水肿，即《金匮要略》所谓"胃气虚，则身肿"（十四，19）也。胃属里，因称之为里水。若渴者，不可发汗，亦不可用本方。

> **越婢加术汤方**
>
> 麻黄六两，石膏半斤，生姜二两，甘草二两，大枣十五枚，白术四两。
>
> 上六味，以水六升，煮麻黄，去上沫，内诸药，煮取三升，分温三服。恶风者加附子一枚，炮。

〈方解〉前五味名越婢汤，见同书本章（十四，23）"风水恶风，一身悉肿，脉浮不渴，续自汗出，身无大热"。治有表证（脉浮，恶风）而又水肿（水气在表一身悉肿）者。但本方证的续自汗出是热蒸于内的为候，里虽热而未至身热如潮的程度（即原文的身无大热），津液亦未虚损至渴的程度（不渴），所以"脉浮，不渴"正是用其发汗的关键。

此于越婢汤内又加利尿的白术，故治越婢汤证而小便不利者。本方麻黄必用六钱（18克），石膏至少两半（45克）。生石膏之用，一是针对里有热的续自汗出，二是因水气在表，法当发汗，故麻黄用量甚大，石膏亦可起到制衡的作用。临证中依其治疗目的，两者的比例

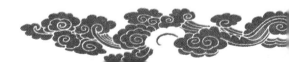

甚关重要。

又曰："脉得诸沉，当责有水，身体肿重。水病脉出者，死。"
（十四，10）

胡希恕

【释】脉沉主水，故谓脉得诸沉，当责有水。身体肿或重，皆水之证也。水病，脉不沉而反浮出者，正不胜邪也，故死。

【按】此指正水、石水而言者，风水、皮水又当别论。

段治钧

〈注〉本条是沉脉亦有时主水的一个明显的示例，主水也是主里水。里水若溢于外，则身肿或重。除风水、皮水脉浮外，若是里水为病，脉当沉而不当浮，脉浮者病势为逆，多预后不良。

〈按〉水病"脉出"，胡老释为浮。注家有谓指脉暴出而无根，上有而下绝无者。临床经见胡老所言为是。

又曰："水之为病，其脉沉小，属少阴。浮者为风。无水虚胀者，为气。水发其汗即已。脉沉者宜麻黄附子汤，浮者宜杏子汤。"（十四，26）

〈注〉释、注见第一章，浮脉的主病，"一、主表"。

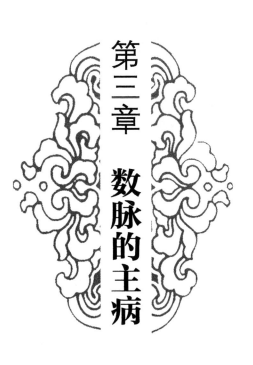

第三章　数脉的主病

一、主热

《伤寒论》曰："……若脉数不解，而下不止，必协热便脓血也。"（258）

〈提示〉本条与同书257条，古本为一条。原文前两段的意思是：病人既无表证又无里证，但脉浮数，已连续发热七八天，此脉浮、数均主热，这显然是里热，这种发热可用下法治之。另外如果下后还脉数、发热不解，并且消谷善饥，那是因有瘀血的缘故，则宜用祛瘀的方法治之。现只针对本句释如下。

胡希恕

【释】本条语意乃接同书257条第一句，"病人无表里证，发热七八日，脉虽浮数者，可下之"。用下法治里热，假设已下，仍脉数不解，且下利不止者，此协热利，必便脓血也。

【按】邪热内盛，虽依法下之，亦有转为便脓血的协热利者，当于热利中求之，故未出方。

段治钧

〈注〉本条接257条第一句话"可下之"之后。若下之后，脉数不解（热不解），乃少阳阳明合热之故。下利不止者（与下之后六七日不大便正好相反），因热伤血分而便脓血也，即协热利。黄芩汤、白头翁汤等方加减均可。协热利便脓血，亦里热使然，并非误下所致。

又曰："……后三日脉之，而脉数，其热不罢者，此为热气有余，必发痈脓也。"（332）

〈提示〉本条主要阐述厥阴病，由发热和厥逆往复的时日孰多、執少抑或时日相当，来判断病程是正复、是邪进，或是欲愈，或是还有别的变化，并阐明其原因。其文意兜转不易理解，请参阅已出版的胡老著述（例如《胡希恕伤寒论讲座》等书）。今就本条此句简释如下。

胡希恕

【释】始发热六日，厥反九日，复发热三日，合前六日亦为九日，与厥相应，故可期之于明日夜半愈。若后三日脉仍数而热不罢者，此为热气有余，虽不至再作厥利，但热过伤荣，必发痈脓。

段治钧

〈注〉这句话的"后三日脉之"，乃指本条前文中"始发热六日，厥反九日而利"，"后三日脉之，其热续在者，期之旦日夜半愈"这后三日而言。如果这后三日，热与厥时日相当，病当愈而仍未愈，继续脉数、发热者，是热气有余，故必发痈脓也。"热气有余，必发痈疮"，事可有之，但非必有之也。

又曰："下利脉数，有微热汗出，今自愈；设复紧，为未解。"（361）

胡希恕

【释】下利脉数为有热，但只微热而有汗出，则热共汗而外越，故知此利当自愈。假设脉数而复紧者，为热犹实，肯定为未欲解。

【按】由脉复紧为未解观之，前之脉数亦必复缓弱。此承《伤寒论》360条，说明热利欲愈或否的脉与证。

段治钧

〈注〉下利为里证，脉数为有热，可知此下利为热利，属阳明；身微热而汗出，为表证，属太阳。此述太阳阳明合病的下利，自愈的原因在于汗出一证。表邪因

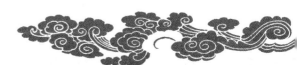

汗出而解，下利亦自愈，与葛根汤证自下利治之而愈的机理相同，可与同书 32 条互参。

脉紧，应邪实表未解，因而下利亦未欲解也。

〈按〉本条和同书 360 条均述热利欲愈的脉证，360 条偏于内热（有渴），而本条则偏于外热（有汗出的表虚证）也。

据此可知，热利邪实者验之于脉，无力为佳，主邪退；有力为邪盛，病不退也。

又曰："下利脉数而渴者，今自愈；设不瘥，必清脓血，以有热故也。"（367）

胡希恕

【释】脉数而渴者为里有热，里热亦常以自下利而解，故谓今自愈。设脉数不解而下利不止者，以热久不去伤及阴血，则必致便脓血。

【按】前半段为有热下利的轻证，后半段为先之利不愈，续便脓血的重证，此均常见之病。平时不慎饮食，里有积热者，往往因自利而解，但积热甚者必进而便脓血，即先腹泻不已，后为痢疾是也。

段治钧

〈注〉数为有热之脉，渴为有热之证，脉数而渴为里有热也，可与同书 371 条互参。即使为阴寒下利在病程发展变化中而见此脉证者吉，若里热而有下利证，亦常有自愈者，原因在于其人平时饮食无节，内有积滞，今热和腹秽共下利而去。由此可见，腹泻有时能愈病，亦人体排毒于外的反映。

不瘥者，即发热而渴的里热不因自下利而愈。下利热久，必伤阴血而便脓血也。

〈按〉此述热利自愈与不愈之辨。

《金匮要略》曰："病者脉数，无热，微烦，默默但欲卧，汗出。

初得之三四日，目赤如鸠眼；七八日目四眦黑。能食者，脓已成也，赤小豆当归散主之。"（三，11）

胡希恕

【释】病者脉数、汗出，当有发热，反无热者，知非外感，而为蚀疮也。微烦，默默但欲卧者，即同书上一条"默默欲眠，目不得闭，卧起不安"的简词。初得之三四日，尚未化脓，故目赤如鸠眼；七八日则脓已成，故目四眦黑而嗜食也。赤小豆当归散主之。

【按】《金匮要略》本篇第10、11条讲狐惑病。古人所谓狐惑病者，指诸孔窍蚀疮而言者也。上自眼目、口腔，下至前后二阴，蚀无定处，反复发作，变化无常，如有神灵，因以狐惑名之，与今白塞综合征颇相似。实践证明，书中所出诸方，依法用之多验。

〈注〉目赤如鸠眼者，因斑鸠眼色红，故以此形容眼赤的形状，即眼通红。此病蚀疮在目者（眼角膜溃疡），因初得之三四日，热干血分刚开始发炎。待七八日脓已成，则两眼内外眦黑而能食，此时宜本方主之。

段治钧

赤小豆当归散方

赤小豆三升（浸令芽出，曝干），当归十两（注：原本无分量，按《金匮心典》补）。

上二味，杵为散，浆水服方寸匕，日三服。

〈方解〉赤小豆甘淡微酸，利尿消炎，祛湿热，消肿排脓血；当归祛瘀养正和血。故此为诸疮排脓止血的治剂。如做煎剂，可用赤小豆制如上法10克、当归24克。

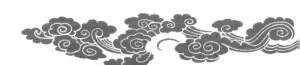

又曰："……曰：寸口脉数，其人咳，口中反有浊唾、涎沫者何？师曰：为肺痿之病……"（七，1）

〈提示〉本条原文主述三层意思：肺痿的脉证、肺痿的成因、肺痈的脉证。今从数脉主病的角度择其中一段做简析如下。

胡希恕

【释】寸口脉数，其人咳，为肺有热；口中反有浊唾、涎沫者，乃肺痿之特征，故曰此为肺痿之病。

段治钧

〈注〉肺痿是上焦有热，其脉证为：寸口脉数，咳，口中反有浊唾（指稠痰）、涎沫（指稀痰）。一般上焦有热当口干而无浊唾涎沫，但肺痿之病有之，故曰"反"。古人认为上焦受气于中焦，中焦生化的津液被上输于肺，被肺吸收，若肺的功能正常，则吸其精华、去其糟粕。今津上输后被热灼烁而为浊唾涎沫，这是肺的功能因热受损的缘故。"痿"者枯萎的意思，即津虚有热也。因上焦有热，所以寸口脉数。但脉动之数，三部皆然，单言寸口，乃强调寸口显见耳，且此脉数而虚（无力）。此与本条后面所述的肺痈做比较，貌相似而实不同也。

〈按〉肺痿咳而有痰，痰饮咳嗽亦所常见，一热烁、一寒饮，大相径庭，所以"寸口脉数"对诊断有重要意义。

又曰："咳而胸满，振寒脉数，咽干不渴，时出浊唾腥臭，久久吐脓如米粥者，为肺痈，桔梗汤主之。"（七，12）

胡希恕

【释】咳而胸满者，谓因咳而使胸满也。振寒脉数者，为有痈脓之候。肺有热而咽干。胃无热故不渴。时时浊唾腥臭，吐脓如米粥者，为脓已成也。宜本方排脓。

段治钧

〈**注**〉此胸满是因咳嗽厉害所致。脉数主热。热在肺，上炎而咽干。蕴脓则振寒。时时浊唾腥臭，指吐痰多且吐出的痰有腥臭味。以上是指肺痈尚未完全成脓时的脉证。待脓已成时，则所吐物中有脓如米粥样。

桔梗汤方

桔梗一两，甘草二两。

上二味，以水三升，煮取一升，分温再服，则吐脓血也。

〈**方解**〉桔梗，辛苦凉，刺激性祛痰药，兼有排脓、消炎止痛作用。功能宣肺滑痰，排脓，止痛。主咳嗽、排痰不利；支气管炎、胸及肋膜炎；咽痛、牙龈痛等。

此方为甘草汤加祛痰排脓的桔梗。故治甘草汤证排痰困难或脓肿者。原治"少阴病"二三日咽疼，今移此以治肺痈。

又曰："趺阳脉当伏，今反数，本自有热，消谷，小便数。今反不利，此欲作水。"（十四，7）

胡希恕

【**释**】里有水，则趺阳脉当伏，今反数者，以其本自有热也。热者当消谷、小便数，今小便反不利，此欲病水也。

段治钧

〈**注**〉趺阳脉在足背上踝关节前横纹的两筋间，在遍诊法中用于候胃。里有水者，胃气衰弱，故其脉当伏。但也不尽然，本条所述又是一例。脉不伏反数的原因，是其人本自有热。虽言其人有热但热又不在胃。如果是胃有热，

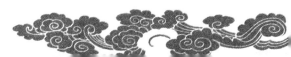

则应消谷能食，且热不容水，小便当数而利。今小便反而不利，因此可预见欲病水也。又显见因小便不利而水内停，热也不会降。

又曰："夫吐血，咳逆上气，其脉数而有热，不得卧者，死。"（十六，6）

胡希恕

【释】吐血，咳逆上气，肺病也。其脉数而热，为邪犹盛。躁不得卧，为正不胜邪。故死。

段治钧

〈注〉本条应接同书本篇上一条（十六，5）的吐血的病证。气逆咳嗽不止，俗谓上气不接下气的咳嗽，患肺病者多见此。临床上久吐血者，脉应不及。若脉数有力，是邪热盛，很易迫血妄行，那是相当危险的；待到躁扰不安、躁不得卧，此正不胜邪也，故曰死。久病失血的人遇到这种脉需要小心，多预后不良。

又曰："下利脉数，微热，汗出，今自愈；设脉紧，为未解。"（十七，28）

〈注〉此为《伤寒论》361条在《金匮要略》重出者，见本章的前注。

又曰："下利脉数而渴者，今自愈；设不瘥，必圊脓血，以有热故也。"（十七，29）

〈注〉此《伤寒论》367条在《金匮要略》重出者，见本章的前注。

又曰："肠痈之为病，其身甲错，腹皮急，按之濡，如肿状，腹无积聚，身无热，脉数，此为肠内有痈脓，薏苡附子败酱散主之。"（十八，3）

胡希恕

【释】其身甲错者，谓皮肤如鳞甲而不光滑也。腹皮急，按之濡，如肿状，谓腹皮虽拘急，但按之濡软如浮肿状也。腹无积聚者，谓腹内无固结物也。身无热而脉数，痈脓之为候。此肠内有痈脓也，薏苡附子败酱散主之。

【按】此述肠痈已成脓的证治。不过本方不仅治肠痈化脓，依证用于其他痈脓之变者均有验。又由于其身甲错的说明，活用于皮炎顽癣等亦均有奇效。增方中各药的用量，作煎剂尤良。

段治钧

〈注〉皮肤甲错，为瘀血之证。按之濡者，为按之虚软无力、无抵抗。腹内的肿块，不活动的为"积"，活动的为"聚"，无积聚即无动与不动的块状物。痈疮在感染化脓期，一般均有脉数、发热、疼痛；若脓已成，大多脉数而身无热（表热虽无，但里热仍俱也），疼痛也较轻或不痛。本条所述为脓已成的脉证，此时治疗当主以薏苡附子败酱散。

薏苡附子败酱散方

薏苡仁十分，附子二分，败酱草五分。

上三味，杵为末，取方寸匕，以水二升，煎减半，顿服，小便当下。

〈方解〉薏苡仁，甘、寒，为一解凝性滋养、利尿药。有消炎、排脓、止痛、解凝、缓急、镇痉的功效。主肠炎泄下、小便不利、水肿、湿性筋膜炎、分泌物过多之溃疡、慢性关节炎、皮肤赘物等。与附子为伍治胸痹，并有治痈脓和肿瘤的功能。

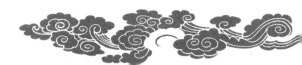

败酱草（即苣荬菜的根），苦、微寒，为一消炎解毒利尿药。有消肿、排脓、祛瘀（脓之成即瘀血之腐者也）的功效。适用于各种化脓性炎症。

附子在方中主要是起沉衰、鼓舞正气的作用。排脓都要加些亢奋药，脓成彻底，也好排出。在本证中，三物合用，已变治痹痛而为治痈脓的治剂了。

二、主虚

《伤寒论》曰："病人脉数。数为热，当消谷引食。而反吐者，此以发汗，令阳气微，膈气虚，脉乃数也。数为客热，不能消谷；以胃中虚冷，故吐也。"（122）

胡希恕

【释】诊病人脉数，数为热，当消谷引食。今不欲食而反吐者，为发汗太多致阳气微于外，膈气虚于内，病邪和饮邪乘虚而入，脉乃数。数为外入的客热，热不在胃，故不能消谷。以胃中虚冷有饮，故吐也。

段治钧

〈注〉脉数一般主热，以胃气强，当体温增高而发热，同时消化机能旺盛，则消谷引食。但数脉有时也主虚，即本条所述。

今不是消谷引食，而是不欲饮食而吐，乃因发汗太过的缘故。阳气微者，过汗伤津的意思。膈气虚者，指胃消化机能虚弱，里气不足也。当此之际脉数，代偿性心脏加快跳动也。

脉数所主之客热，不是胃气强的实热，属虚，故不能消谷。胃气虚而邪凑，水饮不化，所以致吐。以胃中虚冷，乃所以致吐的自注文，虚冷乃贫血衰弱之互词也。

〈按〉胃乃体温发生之根源，既以自温，复以温肌表、脏腑乃至全身。过汗，体温放散过量，胃乃虚寒。

发汗太过，精气亡于外，膈气虚于内，亦可使病传少阳。本条即暗示可转呕而发热的柴胡证。

本条又在《金匮要略》（十四，3）中重出，于此不再择录。

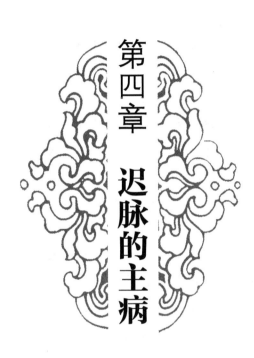

第四章 迟脉的主病

一、主寒

《伤寒论》曰："妇人中风，发热恶寒，经水适来，得之七八日，热除而脉迟、身凉、胸胁下满，如结胸状，谵语者，此为热入血室也，当刺期门，随其实而取之。"（143）

胡希恕

【释】妇人患太阳中风证而发热恶寒，七八日常为病传少阳时期，而经水于此时适来，邪热即乘经行血室之虚而入，因而外热除，脉迟身凉，但胸胁下满，如结胸状。谵语者，乃瘀热逆迫于上，为热入血室所致也。刺期门，随其实而泻之，意思是说虽热入血室，但实于胁下，应就实处以泻之。

080

段治钧

〈注〉本条为状如结胸的热入血室证。妇人中风，发热恶寒，即太阳中风证。"经水适来，得之七八日"句，应为"得之七八日，经水适来"的倒装句。中风七八日，常为传半表半里或传里的时期，妇人正赶上月经来潮，血虚之时，外邪易乘虚而入里或半表半里，这里是邪热乘虚而入血室。

热除指外热已除，外邪去故体表温度下降而身凉，但其热乘虚入内与血结，才有其后的症状。肝血不行，故胸胁下满如结胸状，但不是结胸证。谵语，是瘀热在下，上冲头脑所致，而非胃家实。此为热入血室，血室，子宫也。这种血毒的为证是多种多样的，而本条只有胸胁下满、谵语的表现。

期门，肝经穴位。刺期门者，泄肝经邪热以疏解胸胁之苦。随其实而取之，随证之实而治以泻法。

本条脉迟是个相对性的描述。因当发热恶寒时，其脉必数，随着外热除，脉即不数，体温也随之而降。相对于此而言曰脉迟身凉，亦可说是此脉迟主寒。

〈按〉热入血室，其血必结，腹诊自两肋弓下，沿同侧直腹筋至下腹，呈紧满拘急状。

又曰："**伤寒脉迟六七日，而反与黄芩汤彻其热。脉迟为寒，今与黄芩汤复除其热，腹中应冷，当不能食；今反能食，此名除中，必死。**"（333）

胡希恕

【释】伤寒脉迟，为表热里寒。六七日转属太阴，有厥而下利证，医不详查，误为太阳与少阳合病的下利，乃与黄芩汤以彻其热。不知脉迟为寒，与黄芩汤除其热，则腹中应冷，当不能食。今反能食，此名除中，必死。

【按】此述除中死证亦有误治而致者，诚医者治病要时时珍视胃气，假有失慎，除中者必死也。

六七日后应有下利二字，未言者，《伤寒论》172条黄芩汤已详于前，读者互参自明。

段治钧

〈注〉伤寒者，当指太阳伤寒。试看其后医误以黄芩汤治之，黄芩汤乃治太阳少阳合病自下利的方剂，故知。

《医宗金鉴》谓"脉迟六七日"之下当有"厥而下利"四字，可信。本条突出脉而略于证。六七日，病由表传半表半里或里之期，传厥阴则有厥利与发热往复，传太阴则厥而下利。脉迟，主虚寒在里，与225条"表热里寒，四逆汤主之"意同，当舍表救里才对。

医不察阴阳，误以为是太阳少阳合病，以黄芩汤而彻其热，此误也。医者误在没有注意脉迟为里寒。所以胡老参考《医宗金鉴》，在按中说：六七日后当有下利二字。

脉迟主寒，不温里而反以黄芩汤彻其热，致腹中冷。冷者，寒之甚也。服黄芩汤加重了里寒，当不能食。反能食，乃除中死证也。除

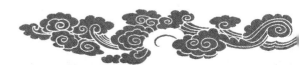

中，为胃气衰败的死证，当不能食而反能食，即衰败的反极限现象。黄芩汤证见《伤寒论》172条。

〈按〉此承《伤寒论》332条，仍归重于胃也。护胃气是治病的关键，本条本不算大病，而误治致除中，可不慎欤！

二、主虚（荣气不足）

《伤寒论》曰："阳明病，脉迟，食难用饱。饱则微烦头眩，必小便难，此欲作谷瘅，虽下之，腹满如故。所以然者，脉迟故也。"（195）

胡希恕

【释】阳明病脉迟，为胃虚有饮之应。虚则消化不良，故食难用饱，饱则微烦。胃有停饮，逆于上则头眩。水不下利，必小便难。食水不消，湿瘀热郁，久必发黄，故谓此欲作谷疸。谷疸腹满，若为实满本可议下。今虽下，腹满如故，所以然者，脉迟主中虚故也。

【按】此述胃虚消化不良的黄疸证，由于食难用饱，饱则微烦，头眩，亦阳明中寒证，故不可下。

段治钧

〈注〉脉迟主寒、主虚（营气不足），亦主里实。本条是因胃虚停饮。食难用饱，即不能吃饱，或吃饱一点就难受，显为胃虚不胜食的缘故，是阳明中寒之类也。（阳明中寒，参见《伤寒论》190条阳明病的分类）

饱则微烦头眩，必小便难。以其胃虚弱，食则不消而微烦。头眩为水气上冲之证，故必小便难。

谷疸，病名，因消化不良而发黄疸。欲作谷疸，是迁延下去即将发黄疸的意思。黄疸者，湿热郁结之为病。阳明有热而小便不利，湿无去路，合于发黄的病理机制，因谓欲作谷疸也。谷疸下之而腹满如故，可见为虚满，而非实满也。

又曰："阳明病，脉迟，汗出多，微恶寒者，表未解也，可发汗，宜桂枝汤。"（234）

胡希恕

【释】阳明病法多汗，今虽汗出多，但微恶寒，为表未解也。脉迟亦多汗表虚之应，宜桂枝汤发汗以解表。

【按】此亦太阳阳明的并病。表未解，故仍遵阳性病先表后里之原则，先以桂枝汤解表。

段治钧

〈注〉《伤寒论》221、224 条，228 至本条均冠以"阳明病"三字，其有并病，有合病，分析其转属关系，都要从其后的为证表现中推理得之。本条由其后句"微恶寒者，表未解也"，知其为太阳阳明并病也。余均仿此，学者可细心体会。

汗出多，既有阳明病的法多汗，又合太阳中风的自汗出。因其仍有微恶寒，故知表未解也。

太阳阳明并病，表证未罢，当先解表，此时宜桂枝汤，而不可用麻黄汤，其理参照太阳篇自明。

方药见第一章，浮脉的主病"一、主表"。

三、主实

又曰："阳明病，脉迟，虽汗出不恶寒者，其身必重，短气，腹满而喘。有潮热者，此外欲解，可攻里也；手足濈然汗出者，此大便已硬也，大承气汤主之。若汗多，微发热恶寒者，外未解也。其热不潮，未可与承气汤；若腹大满不通者，可与小承气汤，微和胃气，勿令至大泄下。"（208）

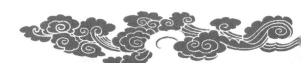

胡希恕

——讲仲景

脉学

胡希恕

【释】潮热，即蒸蒸发热，言其热如潮、势甚汹涌的意思。身重为湿郁于体表的证候。短气，心下有微饮故。腹满而喘，因腹满上压腹膈，阻碍呼吸之故。为便于理解，本条可分四段解如下。

迟为不及脉，常主寒主虚，今阳明病脉迟，汗出，但不恶寒，阳明的外证已显，其人又有身重、短气、腹满而喘等表里虚实交错互见的证候，当然还不可议下。

若汗出不恶寒，并有潮热者，则脉迟不外乎里实、气血受阻，肯定为外欲解，乃可攻里也。若更有手足不断汗出，则属大便成硬的确候，宜大承气汤主之。

若汗出虽多而微热并恶寒者，为表虚而外未解也，可与桂枝汤先解外，不可攻里自在言外。

虽发热不恶寒，但其热不潮，则里不实，不可与大承气汤攻之。即便腹大满（指腹满而喘）并大便不通者，亦只可少与小承气汤微和其胃气，而不可使之大泻下。

084

【按】水火不相容，热盛于里，必迫使津液外越，阳明病多汗者即在于此。表有湿则身重，里有微饮则短气，此热未至极，里还不实，虽腹满而喘，亦表里虚实交错互见征象，何得妄攻？

脉迟一般主寒主虚，里实极者，则气血受阻而脉亦迟。阳明病脉迟，首宜当心其虚，"虽汗出不恶寒者"即含有不可妄攻之语气，"其身必重，短气，腹满而喘"即是不可妄攻的征候。历来注家大多连读下去，而把身重、短气等说成是大承气汤的适应证，其实是错误的。试看书中有关身重的条文很多，而无一可下者，《伤寒论》218、219 两条与此颇相似，但均禁下，可证。

段治钧

〈注〉汗出不恶寒、腹满而喘，为阳明证。若汗出而恶寒发热则是太阳中风，无发热也可能是阴虚证。腹满，腹皮膨满，按之无抵抗及压痛，与大承气汤证之坚满不同。这段文字的着眼点在于：其一，虽"汗出不恶寒"阳明外证已显，但脉迟一句必有隐情，医者当细加分辨，不可贸然行事；其二，身重短气，腹满而喘，其证表里虚实互见时，不可攻里；其三，什么时候方可攻里及攻里的方略，须于下句领悟。

潮热，是热势已盛于里。此时已尽显阳明特征，符合阳性病先外后里的治疗规律，当可攻里也。但攻里也并非不加选择地施以大承气汤，还必须细辨方证，对证治疗，后文的三种情况即示范之。仲景凡于此等处均寓意深远，学者可细心体会揣摩之。

手足濈然汗出，是大便成硬的确证之一。阳明病有潮热，并且大便已硬，故曰"大承气汤主之"。

若汗多，微发热恶寒者，外未解也。俗谓"有一分恶寒，便有一分表证"，仲景怕医者只着眼于汗出多，忽略了"微发热恶寒"，误以为病已转属阳明，特予提示"外未解也"。今微发热恶寒而汗出多，桂枝汤证仍在，当以桂枝汤先解其外，待外解方可攻里也。

"阳明病，脉迟，汗出不恶寒"的阳明病外证已显，但其热不潮，仍不可以大承气汤下之。即便患者有腹满、大便不通，也只宜与小承气汤微和胃气，不可令大泻下也。

大承气汤方

酒大黄四两，厚朴（炙，去皮）半斤，枳实五枚，芒硝三合。

上四味，以水一斗，先煮二物，取五升，内大黄，更煮取二升，去滓，内芒硝，更上微火一两沸，分温再服。得下，余勿服。

〈方解〉大黄，苦寒，泻下药。通利实证的结毒，推陈出新，泄血分实热，在胃中助消化，在肠中始能刺激肠蠕动，久用反而止泻。用于便秘、尿闭、浮肿、瘀血、蓄水等，依配伍的主药而发挥不同

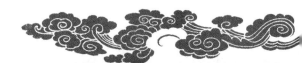

功能。

芒硝，辛、咸、苦，大寒，泻下药。消炎解热，软坚通便。用于宿食腹满、少腹肿痛等。

枳实，苦平，芳香泻下剂，兼有祛痰、利尿、健胃助消化之功。破结实，消胀满，开胃行气，消积化痰。主胸痹腹胀、停痰积饮、泻下不畅等症。

大黄、芒硝攻坚下热，厚朴、枳实行气消胀。诸药协力，泻下峻猛，治阳明内结、潮热、腹胀满、大便硬而难通者。

〈按〉大黄的作用在于通便泄热，芒硝能使大便稀薄，二药合用则攻坚下热。大黄苦寒，芒硝咸而大寒。潮热单有大黄不行，必用芒硝。

086

小承气汤方

酒大黄四两，厚朴（去皮，炙）二两，枳实三枚。

上三味，以水四升，煮取一升二合，去滓，分温再服，初服汤当更衣，不尔者尽服之，若更衣者，止后服。

〈方解〉本方乃大承气汤去芒硝，减枳、朴的用量，虽亦属里实的下剂，但较大承气汤下热通腑力弱，消胀除满为主，故名为小承气也。

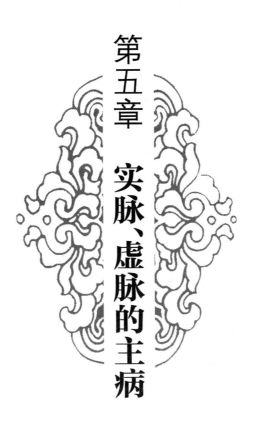

第五章　实脉、虚脉的主病

一、实脉主实

《伤寒论》曰："病人烦热，汗出则解；又如疟状，日晡所发热者，属阳明也。脉实者，宜下之；脉浮虚者，宜发汗。下之与大承气汤，发汗宜桂枝汤。"（240）

胡希恕

【释】病人烦热，汗出则解者，暗示发热、不汗出而烦躁的大青龙汤证。经服大青龙汤后，汗出烦热即解也。又续如疟状，于日将暮则定时发热，已转属阳明。如果诊其脉实，宜大承气汤下之。若脉不实而浮虚，则不关阳明病，乃荣卫不和，病仍在外，宜桂枝汤以发汗。

【按】时发热汗出者为桂枝汤证，其与阳明病日晡所发热（也是定时发热的一种）者很难区别。此时唯有辨之于脉，实则属阳明，浮虚则仍在外也。日晡所发热而脉实，何至于用大承气汤猛攻？殊不知将发汗即转属阳明，病势猛剧，正在变化莫测之顷，缓攻恐恶证蜂起，迎头痛击正当其时。医者不但要知常规，更须知应变，与《伤寒论》本条后之急下诸条互参自明。

段治钧

〈注〉烦热，即病人发热而烦躁。其烦躁为太阳病欲汗而不得，乃大青龙汤的一个主证。若为阳明外证或少阳之热，必不因发汗而解。参见同书38条可知，病在太阳且烦躁为大青龙汤证。

如疟状，是对潮热按时而发的形容。其时在下午近傍晚的时候，若不恶寒，属阳明也。在这里要体会"又"字的分量，是指前句大青龙汤证解后续发的阳明证。

本条脉实属阳明，主实证，以大承气汤下而解之。若发热（当为翕翕发热，与阳明之潮热有别），脉浮虚，则宜桂枝汤汗而解之。

方药，大承气汤见第四章，迟脉的主病，三、主实；桂枝汤见第一章，浮脉的主病，一、主表。

又曰："伤寒下利，日十余行，脉反实者，死。"（369）

胡希恕

【释】伤寒下利，即病太阳伤寒而下利之谓，其人发热可知。下利日十余行，人当虚而脉当微弱，今脉反实，为邪盛之应。人虚邪盛，发热不已，故死。

【按】下利频数，发热脉实，多难治，疫痢见此脉证更多凶，宜注意。

段治钧

〈注〉此谓先病太阳伤寒，后下利频数。表证已去而发热不解，为热利，此时不可看作太阳阳明合病的自下利证。若为太阳阳明合病自下利者，则葛根汤可解；若为太阳太阴并病，法急当救里。本条为热利，当解热治利，同书本条后面的条文有方证示例。此情况，均须前后互参，要在辨证耳。

本条脉实主邪盛。下利频数，其脉应虚，为脉病相应。今脉实与病不相应，可知邪气之盛，故主凶。

《金匮要略》曰："产后七八日，无太阳证，少腹坚痛，此恶露不尽；不大便，烦躁发热，切脉微实，再倍发热，日晡时烦躁者，不食，食则谵语，至夜即愈，宜大承气汤主之。热在里，结在膀胱也。"（二十一，7）

胡希恕

【释】产后七八日，而小腹坚痛者，此恶露不尽也。无太阳证者，热不在表也。不大便，烦躁发热，切脉微实者，热在里也。尤其是发热烦躁更甚于日晡时，不能食，食则谵语，为里实。至夜即愈者，知非一般的瘀血证。此为热实

于里，因使恶露结于小腹不去也。故宜大承气汤主之，里热除则恶露自去也。

段治钧

〈注〉妇人产后，少腹硬而痛，不大便，烦躁发热，脉微实（脉有力为实，但本条实得又不太重），这是恶露（分娩时应流出的瘀血）不尽的缘故。此时的发热因无表证，故可知非表热而为里热也。这种恶露不尽的自为证，瘀在血室，适选祛瘀方药即愈。

如果病人更有日晡时烦躁，倍发热（原文是这两句的倒装句），不能吃东西，进食则谵语，并且这种倍发热到夜间就好了，这就不是一般的瘀血证了。这是阳明结热在里的瘀血证，也可以说产妇的恶露不尽是结热在里造成的，故曰大承气汤主之。

〈按〉瘀血证的发热，多数是白天轻或不发热，而夜间较重；阳明病的发热，多是日晡所重，而夜间轻或不发热。结在膀胱一句，泛指下焦部位。

方药见第四章，迟脉的主病，"三、主实"。

二、虚脉主虚

《伤寒论》曰："伤寒五六日，不结胸，腹濡，脉虚，复厥者，不可下；此亡血，下之死。"（347）

胡希恕

【释】伤寒五六日，病常去表而内传半表半里。不结胸而腹濡者，里无实也。脉虚复厥者，津虚血少也。此属厥阴，即使有大便难也不可下，下之利不止则死。

【按】伤寒五六日以传少阳为常，然亦间有传厥阴者。本条所述，属厥阴的血虚之厥也。

段治钧

〈注〉太阳伤寒五六日，为传里或半表半里之期。观后文无下利，知非传里，而是传半表半里也。

不结胸，则上无湿热。濡，按之无抵抗，虚软似棉，则里虚不实。脉虚，主津虚血少。复厥者，又有四肢厥逆，气血不充于四末，由一派虚寒可知，这是半表半里的厥阴证，虚寒之厥不可下也。

"亡"，同"无"。虚寒之厥，因津虚血少，下之必利不止而死。此时不但不可下，发汗亦当禁也。其治应着眼在胃，可与同书330条互参。

《金匮要略》曰："夫男子平人，脉大为劳，极虚亦为劳。"（六，3）

胡希恕

【释】脉有外无内之大者，或举按无力之虚者，均为劳证。男子而见此脉，虽形似平人，亦知其病虚劳也。

段治钧

〈注〉古人谓之虚劳者，以虚寒证为多（肺结核不在其例）。所谓大脉有外无内，即后世谓豁大中空者，以血虚之故，类似于芤脉。这种大脉主虚，为劳，当前即使无病亦不可轻视。另外若脉极虚者（按之极无力、似跳似不跳），亦为劳，须知。

《金匮要略》曰："久咳数岁，其脉弱者可治；实大数者死。其脉虚者，必苦冒，其人本有支饮在胸中故也，治属饮家。"（十二，34）

胡希恕

【释】久咳数岁，其脉弱者，人虚病亦衰也，故为可治。若脉实大数者，人虚而病反实，即为邪胜正也，故死。若其人脉虚，苦冒眩者，必其人本有支饮在胸中不

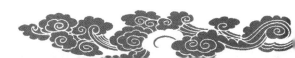

去故也，须去其饮，则咳与冒当均治，故谓治属饮家。

段治钧

〈注〉一般的病家或一般的咳嗽（不限于痰饮咳嗽），久病者怕脉实，新病者虑脉虚。太虚的人脉实而大数，预后多不良。其脉虚者必苦冒（冒者，昏晕、头沉是也），"本有支饮在胸中"是其所以然的自注句，意即如果是痰饮久咳的病人（支饮在胸者），脉虚者则必苦冒，言外之意如果不是病水饮的人，则不见得有冒眩之苦。

〈按〉实、虚脉单象脉的条文在两书中虽不多见，但其兼象脉和复合脉的条文甚多，宜多参考研究之。

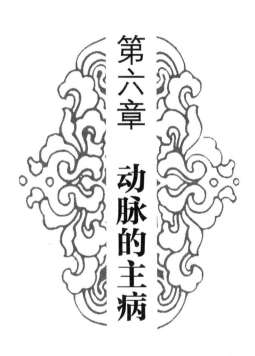

第六章　动脉的主病

一、主痛

《伤寒论》曰："太阳病，脉浮而动数……医反下之，动数变迟，膈内拒痛……阳气内陷，则为结胸，大陷胸汤主之。若不结胸，但头汗出，余处无汗，齐颈而还，小便不利，身必发黄。"（134）

【释】太阳病，脉浮而动数，非静象，为病欲传可知。太阳病表未解，所以脉浮，脉动主痛；脉数主热。医不知先解表而反下之，因使表邪内陷，乃变动数之脉为迟。正邪相搏于胸膈，故膈内拒痛。阳气内陷者，即在表的津液随邪热内陷。两相结合则为结胸证，宜大陷胸汤主之。若下后不结胸，其人但头汗出，余处无汗，齐颈而还，则热不得外越，而小便又不利，湿不得下解，如因湿热互结而发黄疸。

〈按〉阳气（津液）内陷，客气（邪热）动膈，是心下硬满且痛之结胸证的成因。恐人不明，因又提出黄疸，由于这两者均为水热结合的疾患。水与热结实者为结胸，水与热互结而不实者，为黄疸。

〈注〉太阳痛，浮而数之脉，表未解也，且脉象不静，医者应预见有病传之可能。医反下之为误治，太阳病未解，下之为逆，故曰"反下之"。因误下而虚其是，在表的津液邪热乘虚而入，内陷于里。水热结实于心下，故心下硬满而痛且拒按。误下之后，原来的浮而动数之脉变沉迟，这是已成结胸的脉应，故以大陷胸汤主之。

下后若未致结胸，小便不利则水湿内停，只头汗出而身无汗则热不得外越，湿热相瘀于里，所以必发黄疸。本条论结胸为主，论黄疸为客，加本段为以客明主之意。

胡希恕

段治钧

094

二、主惊

《金匮要略》曰："寸口脉动而弱，动即为惊，弱则为悸。"（十六，1）

胡希恕

【释】惊则气乱，故脉应之动；悸则血虚，故脉应之弱。

段治钧

〈注〉惊则气乱，指人受到惊吓时，自然本能会出现应激反应，即使在可承受的情况下，气血之行也会乱于常态，其脉跳突不稳曰动，人会感到心怦怦乱跳，甚至连胸腹都动。悸则血虚者，血虚则脉弱，血虚脉弱则不足以养心，则人也会感觉到自己的心怦怦跳。以上是指人受外来刺激造成的惊悸。人在生病的情况下，也有气乱、血虚之情，亦有自惊、自悸之为证，其动、弱之脉亦将应之。心在上焦，此惊、悸之脉寸口更显著。

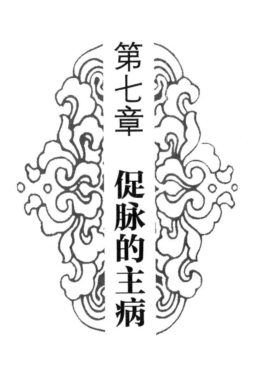

第七章 促脉的主病

一、主表

《伤寒论》曰："太阳病，下之后，脉促胸满者，桂枝去芍药汤主之。若微，恶寒者，桂枝去芍药加附子汤主之。"（21）

胡希恕

【释】太阳病宜汗不宜下，下后虚其腹气，但表证未罢，作为正邪交争的一种方式而气上冲，且冲到胸满的程度。因气冲于上而虚于下，上实下虚，脉应之促，宜桂枝去芍药汤主之。若脉更见微，又恶寒者，是正更不足，病已由阳转阴，故加附子助力治之。

段治钧

〈注〉促，为脉动促击于寸上，太过之脉。表不解则邪气冲击于上，脉因之促击于寸口，故促脉主表，亦主气上冲。寸浮关以下沉，乃下后表邪未解而里已虚之应。促又有靠近的意思，脉靠近于上或靠近于外均谓之促。注家多谓"数中一止"乃宗叔和之说，实非。

微，指微脉，为细而虚的兼象脉，主正衰、气不足。脉微而恶寒，主阴证。有断句为"若微恶寒者"，有背经旨，不可取。病理机制未变，而脉证俱已转阴，因更以桂枝去芍药加附子汤主之。

〈按〉本证所以去芍药者，以芍药酸敛，腹满（实证）用之佳，以其有泻下之力也，不利于气上冲之胸满，此其一；因下伤正气，而表证尚未罢，故有气上冲、胸满的反应，欲专发表之力，应于桂枝汤内去芍药，此其二也。

同书第15条"下后气上冲"为正气充足之人，表仍未解，故与桂枝汤；本条上半段是腹气因下而虚，正气稍弱，故予前方。后半段为正气已弱，脉证俱转，故予后方。两层治法，次序井然也。

胸满，有因实毒在胸者，有因虚寒作满者，有因邪热内陷者，有表证不解气上冲者，其治各异，不可不辨。

据明赵开美本，此为两条，胡老按其连属性并为一条。

〈方解〉桂枝去芍药汤为下之后脉促胸满而设。因下后里虚，且芍药有微泻作用，为加强解表之力而去之。因脉微、恶寒，脉证俱已转阴，故加附子。

又曰："太阳病，桂枝证，医反下之，利遂不止，脉促者，表未解也；喘而汗出者，葛根黄芩黄连汤主之。"（34）

胡希恕

【释】本太阳病桂枝汤证，医未用桂枝汤以解外，反而用下药以攻里，遂使邪热内陷，下利不止，以葛根黄芩黄连汤主之。

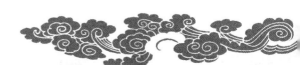

段治钧

〈注〉医反下之，太阳病桂枝汤证，今医未依法治之，而予下之的非法治疗，故曰"反"。

利遂不止，因非法之治疗，表热随泻下内陷，小肠充血，吸收失职而下利。协热内陷之利，俗谓协热利。

脉促，非脉数时一止的意思，乃寸浮而关以下沉的脉。促者，靠近的意思，靠近于上、于外即谓之促。《金匮要略》曰："脉浮者在前，表犹未解，上实下虚。"此促乃下之后，虚其下而表仍未解的一种脉象。

喘而汗出，亦是误下之过。用下法，使气血内返以图营救，若里热已实，下之固无不可；若热在表，热协同下药而内陷，转属为里热之证，虽有汗出但仍散热不及，机体以呼吸代偿，故喘。汗出机理有二：一为桂枝证，本当有汗出；二为邪热内陷于里，汗液外蒸之故。所以，用下法必当其时，否则变证丛生。仲师治阳性病所树先表后里之法则，宜细心体会之。

葛根黄芩黄连汤方

葛根半斤，甘草（炙）二两，黄芩三两，黄连三两。

上四味，以水八升，先煮葛根，减二升，内诸药，煮取二升，去滓，分温再服。

〈方解〉葛根，甘、辛，平，清凉滋润发散药。解肌除热，大量用具发散作用，有缓解局部筋脉强直性痉挛的特性。主消渴、大热、项背强急，且有解毒、抑制胃肠蠕动而止下利的作用。项背、腰脊病用之机会较多，多用碍胃，宜久煎。

黄连，苦寒消炎药。消炎解热，祛湿止血。自心下至头部充血性炎症皆可用之。治烦、悸、心下痞、下利皆效。

葛根大量用有解表作用，若只是表未解而下利，用葛根汤即可。今又见里热外迫的喘而汗出，所以清热较解表更为重要，故不用麻、桂之协力，只用葛根轻轻利导以解其表，以芩、连清热止痢，这才是抓住了主要矛盾。

本条下利、喘而汗出均为急迫证，用甘草以缓之。

〈按〉桂枝汤解表热，有里热者不可用，协热利只能用清热燥湿之品。葛根黄芩黄连汤解肌祛热，除烦止利也。

此方有治小儿疫痢之功效，加石膏、红花可治口疮。

二、主结胸

《伤寒论》云："问曰，病有结胸，有脏结，其状若何？答曰：按之痛，寸脉浮，关脉沉，名曰结胸也。"（128）

胡希恕

【释】结胸者，为邪结心下，甚则上及胸胁而下至少腹。按之痛，病在里，故脉关以下沉。寸脉独浮者，以阳气隔于上故也。（128）

段治钧

〈注〉本条是讲结胸的脉证。结胸乃水热之邪结于胸腹的重证，故按之痛。阳气（当液、阳热）隔于上，故寸脉浮；病在里，故关脉沉。

〈按〉结胸病亦阳明之类变也，多由太阳病误下，邪结于心下而得，其邪为饮热相结盘据于胸，乃阳性之水结病。按之痛者，实也。寸以候上，浮以主外，因邪结心下胸际，中间阻隔，上下不通，且开始部位不广，阳气不能下行，故寸脉浮。关以候中，沉以主里，因水热结于胸中部位较深，故关脉沉。此仲景脉法中"上以候上，下以候下"者也。这种寸浮、关沉的复合脉，就是促脉，本条明言这是结胸的脉应。

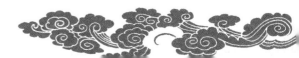

又曰："伤寒脉促，手足厥逆，可灸之。"（349）

【释】伤寒脉促为表未解，手足厥逆为里虚寒，故虽表不解亦不宜发汗，可灸之，先回其厥。此亦即先救里而后救表的定法。

〈注〉太阳伤寒表不解。促者，迫也，短也，有上冲之意。迫于外主表，迫于上主上冲。表未解，故寸浮；里（下）虚，故关以下沉。

虽表未解，但已内虚而血少，故四肢厥逆。因无下利的里证，故此厥逆为太阳转属厥阴的并病。

表不解，里已虚，依法当先救里，灸之以先回其厥。

〈按〉此太阳厥阴并病，先回其厥，以灸法可治也。由本条可见，表不解、里虚寒者不可发汗，当记。

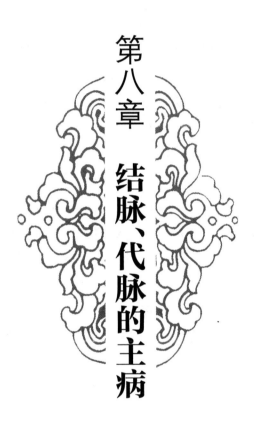

第八章　结脉、代脉的主病

主虚、主瘀血

《伤寒论》曰："太阳病，身黄，脉沉结，少腹硬，小便不利者，无血也；小便自利，其人如狂者，血证谛也，抵当汤主之。"（125）

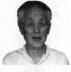

胡希恕

【释】太阳病，身黄，有太阳病同时发黄疸之谓。脉不浮而沉结，则病不在表而在里。少腹硬，即少腹硬满的简词。少腹硬满而小便不利，为湿热在里的黄疸病，与瘀血无关。若少腹硬满而小便自利，其人如狂者，则为血证甚明，故以抵当汤主之。

段治钧

〈注〉太阳病，身黄，即有太阳病证而身发黄疸。身黄，有湿热、蓄血两种情况，以小便利与不利辨之。肝炎初起发黄，往往亦有太阳病（类似于感冒）的症状。

脉沉结，以病属里，有凝滞，所以脉不浮。结为脉动至数有间歇，属不及。结脉主心虚血少，亦主血瘀。由本条可见，治结脉而证属实者，有祛瘀之法也。

少腹硬，即少腹硬满，湿热、蓄血皆可有之。下焦结滞，轻者急结，重者硬满也。

少腹硬小便不利者，湿热无从出，当属蓄水，与血证无关，以茵陈蒿汤类治之。

少腹硬小便自利，其人如狂者，是真实的血证。谛，音dì，证据确凿的意思。这时需抵当汤治之。

〈按〉下焦瘀血特征有二：少腹硬满，小便自利；按之不满，而其人言我满。由本条可知，黄疸多湿热相结于里，亦有瘀血所致者。

结脉多有瘀血，一般以大柴胡汤合桂枝茯苓丸或桃核承气汤治之。宿有瘀血日久者（俗谓干血），本方主之。

〈方解〉水蛭，又名至掌，抵当汤与其谐音也。咸甘平，有毒，祛瘀药。溶解凝血，逐瘀破经，用于陈旧瘀血积聚甚者。主血瘀积聚，外伤蓄血，少腹满而发狂喜忘，手足麻痹，大便硬而易解，色黑。

虻虫，苦微寒，有毒，祛瘀药。余同上。

桃仁，甘苦平，微寒，活血通经祛瘀药。祛瘀解凝，消炎镇痛，有缓下作用。用于蓄血发炎，经水不利，腹满痛或如狂者。非热结凝滞者不用。

水蛭、虻虫俱为有力的祛瘀药，合以桃仁、大黄，虽亦似桃核承气汤治里实的瘀血证，但陈固难攻的久瘀血而桃核承气汤不能为力者，则需配伍水蛭、虻虫方足以抵挡之。此方与下瘀血汤均治陈旧性瘀血，下瘀血汤以有䗪虫故治腹痛，但其祛瘀攻坚则远不如本方。

〈按〉瘀血顽固、陈旧者必用水蛭、虻虫。祛瘀药大多合大黄（有热合芒硝）。大黄配什么药则加强什么作用，值得研究。凡加水蛭、虻虫者，不可用甘草。

又曰："伤寒脉结代，心动悸，炙甘草汤主之。"（177）

胡希恕

【释】血不充于脉则脉结代，血虚，心气不足，故心动悸，宜炙甘草汤主之。

【按】心动为脉动之源。脉结代者，心自间歇，心动悸即其征也。此证有虚有实，本条是指其虚者。

段治钧

〈注〉脉结代，是对心律不齐、心跳有间歇的描述，其形象各异，轻重缓急不同，预后亦大相径庭。本条脉结代属血虚、心气不足，可治。

动者，动摇不定。悸者，心有恐惧之感。俗谓心慌、心跳，皆自觉症状，必有上述脉象。

〈按〉心动悸者，原因不一。因汗下者多虚；不因汗下者多热；不欲饮水、小便不利者多饮；厥而下利者属寒。本条不因汗下，又非饮、热、寒，乃气血衰微，心脏代偿性搏动，必有不能依次跳动而中止也。

106

炙甘草汤方

甘草（炙）四两，生姜（切）三两，人参二两，生地黄一斤，桂枝（去皮）三两，阿胶二两，麦门冬（去心）半斤，麻仁半升，大枣（擘）十二枚。

上九味，先煮八味，取三升，去滓，内胶，烊消尽，温服一升，日三服。一名复脉汤。

〈方解〉本方即桂枝去芍药汤加滋阴养血之品，健胃为本，外调营卫，内滋阴液。

麦冬，甘平，滋润黏滑药，兼有清凉作用。强心益血，除热祛烦，利尿止咳。主烦热、口干燥渴、血少津枯、泻而不收，治肺痿。寒多者禁服。

生地黄，甘苦，大寒，滋润强壮药，有凉血、止血作用。通血脉，平血逆，强心解热，镇咳利尿。主吐血崩漏、贫血虚弱、烦热而愠、脐下不仁。有内热之血证用之为宜。

麻子仁，甘平，滋润缓下药。润五脏，滑利肠胃，祛风热燥结。用于肠胃燥结而不宜硝黄、血脉凝滞、气短急迫者。

甘草，安中养液，缓急迫。尿少不用，多用者水肿。桂枝，通心阳。

本方以生地黄、麦冬、麻仁、阿胶滋津血于脉内，以桂枝去芍药汤调营卫，尤其增量甘草、大枣、更加人参大补中气，以资气血之源。此治津枯血少而致脉结代、心动悸的良法。不过由于重用甘寒，方后虽有复脉之名，但只宜于虚热的脉结代，而不宜于虚寒的脉绝也。

〈按〉论中无关于结、代脉的单象脉条文，今选两条兼象脉辨证施治的条文，以释结脉、代脉的主病分析。

第八章 结脉、代脉的主病

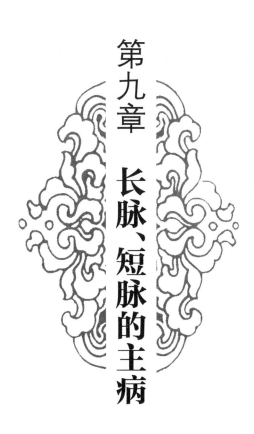

第九章 长脉、短脉的主病

一、长脉主实

《伤寒论》曰："太阴中风，四肢烦疼，阳微阴涩而长者，为欲愈。"（274）

胡希恕

【释】太阴中风，即太阳病中风证转属太阴病者。太阳证未罢，故四肢烦疼。阳微，脉浮取微；阴涩，即沉取涩。外邪已衰，故脉阳微。里虚，故脉沉涩。脉不短而长，示胃气不衰，故病当自愈。

【按】太阳病传里以转属阳明为常，亦间有转属太阴者。本条所述即太阳转属太阴的欲愈证。

段治钧

〈注〉太阳病传里，其人体质虚或多湿，可转属太阴。

烦疼的烦，不是因里有热，是因肢痛而烦。这是表证未罢而见太阳太阴的并病。

"阳微阴涩"的阳、阴，是取法的浮、沉。阳微者，浮取脉微，为外邪将去或已衰之脉。阴涩者，脉沉取往来不流利，为里虚之应。长脉乃血气充盈之象，主阳热盛，亦有禀赋强实而见此脉者。一般说长脉主实指（病）邪实，但本条脉长是在阳微而阴涩的情况下的特指，此乃示胃气不衰，正气有力应病之象，故为欲愈。

〈按〉阳性病之脉越过越不好，阴性病之脉越不及越不好，故有"脉长者生，脉短者死"，"阴证见阳脉者生"的论述。

二、短脉主虚

《伤寒论》曰："发汗多，若重发汗者，亡其阳，谵语，脉短者

死；脉自和者不死。"（211）

胡希恕

【释】病在表当发汗，发汗以微汗出佳，若发汗多，病必不除。再误以为汗出不彻而重发其汗，必使津液大量亡失，因致胃中燥而发谵语。脉短为血不足，里虽实而血虚者不可下。无论重发汗还是误下，若到亡阳、谵语而血虚脉短的程度，病实人虚极，故主死。脉自和为精气未衰，若燥实在里，下之可治，故不死。

【按】表热里实、不汗出而烦躁的太阳病，不知配伍生石膏的大青龙汤法以两解表里，只一味发汗，则徒亡津液而病必不解。若更认为汗出不彻而复发其汗，则必致津枯热实之祸，即所谓"阳盛阴虚者，汗之则死"是也。概热盛者津液虚，虚其津液者热亦盛，终至脉短不治，皆医者引以至死也。仲景此论，正为不知爱惜津液者戒。

段治钧

〈注〉"发汗多"，此乃用汗法不当、发汗多而病不解的简言。因病不解而以为汗出不彻，故又重发其汗，失察又失察也。

亡其阳，谵语者，津液大量亡失致胃中燥，故发谵语也。短脉为脉管搏动上不及寸，下不及尺，主气衰血虚，亦有禀赋素弱而见此脉者。若伤津极而致脉短，又热实而谵语，凶候也，故曰死。

〈按〉同书中本条和210条均承前109条，说明阳明病热实津竭的死证均由于表证误治所致，冤哉！说明亡失津液太过有可能造成阳明病的死亡。攻之之法，用之不当不可，当用不用亦不可也。

论中关于长脉、短脉的条文，各仅一条，且前者还是复合脉的辨证，但均已能说明其主病的意义了。

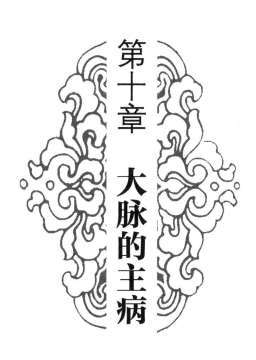

第十章　大脉的主病

一、主实热

《伤寒论》曰："伤寒三日，阳明脉大。"（186）

胡希恕

【释】脉大为里实热盛，伤寒三日脉大者，为欲传阳明也。

【按】论中有"伤寒二三日，少阳阳明证不见者，为不传也"，脉大为阳明病白虎汤证，今见脉大，故知欲传阳明。

段治钧

〈注〉伤寒三日，约略之数，言其早期，不可拘泥。传与不传，必须脉证合参。

大为热或血气鼓张之象，主实热；有外无内之大，为阴虚于里、虚阳外亢之象，故又主虚。其类脉为洪，洪为大而实的兼象脉，主邪盛大热。其相对脉为细（或小），血气虚少脉无以充之象，主血气虚。俗有"大附于洪，小与细同"之谓。

脉大即脉不静，为传之兆，病将传阳明也。白虎汤证脉洪大亦即此意。阳明证候尚无，倘见脉已大，是当传也。

〈按〉同书 182～191 条，是述何以成阳明病和阳明病的主证，本条述阳明病之脉。

《金匮要略》曰："下利，脉沉弦者，下重；脉大者，为未止；脉微弱数者，为欲自止，虽发热不死。"（十七，25）

胡希恕

【释】脉沉为在里，弦为拘急。下利脉沉弦、下重者，知为热利，里急后重也。脉大为邪热盛，知为未止。脉微弱为邪已衰，虽脉仍数有热，亦可断言利欲自止，发热不久当自去，无大患也。

【按】此述热利（即痢证）进退的脉应。由脉微弱数不死的说明，则痢证脉大实数者，甚可虑矣。

段治钧

〈注〉下重是里急后重的简词，说明此下利是热利。热利脉证均不宜太过，太过者病势为逆，所以下利不止、高热不退者为凶。脉大主邪热盛，故知病在进展，未为止也。反之虽发热，脉亦数，但数而微弱者，这是邪气已衰的现象，利将止也，虽有发热亦无大碍。

二、主 虚

《金匮要略》曰：**"夫男子平人，脉大为劳，极虚亦为劳。"**（六，3）

〈注〉见第五章，"二、虚脉主虚"。

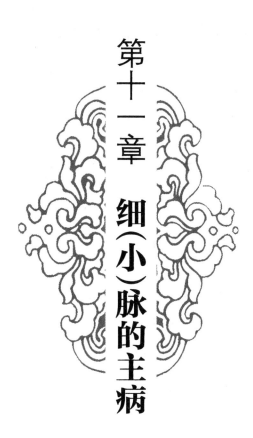

第十一章 细（小）脉的主病

主气虚、血不足

《伤寒论》曰："伤寒五六日，头汗出、微恶寒、手足冷、心下满、口不欲食、大便硬、脉细者，此为阳微结，**必有表，复有里也。脉沉，亦在里也。汗出，为阳微；假令纯阴结，不得复有外证，悉入在里，此为半在里半在外也。脉虽沉紧，不得为少阴病，所以然者，阴不得有汗，今头汗出，故知非少阴也。可与小柴胡汤**；设不了了者，得屎而解。"（148）

〈注〉此细脉主津虚血少。条文释注见第二章，沉脉的主病，"一、主里、主虚、主寒"。

118

又曰："伤寒三日，少阳脉小者，欲已也。"（271）

胡希恕

【释】阳证脉减为邪气衰。伤寒三日，少阳受之，脉当弦；今但小而不弦，为邪已微，病欲已之候。

【按】"三日""少阳"，亦承同书270条《内经》之说，不赘述。据本人经验，感冒三日烧还不退者，多发小柴胡汤证，或小柴胡汤加石膏证，或大柴胡汤加石膏证，其发作绝不在阳明病之后。

段治钧

〈注〉《内经》之说"伤寒三日，少阳受之"。少阳脉弦，或弦紧，或弦细。"小"与"细"同，若脉但小不弦，即但细不弦，为邪已衰，病欲已也。

〈按〉从脉象盛衰观察阳性病的进退趋势、传与不传及邪正消长很有临床意义，不管三阳的哪种病均如此。可与同书第4条互参。

又曰："手足厥寒，脉细欲绝者，当归四逆汤主之。"（351）

胡希恕

【释】脉细主血少，脉细欲绝为血极虚之应。手足厥寒，脉细欲绝者，为血虚于内、荣卫不利于外也，以当归四逆汤主之。

【按】此即同书347条所谓血虚之厥而出其治也。

段治钧

〈注〉不言厥冷，而言厥寒，二者有别焉。厥，皆因血虚不充于四末也。厥冷者，四肢厥逆，不但他觉四肢发凉，且自觉冷从里来。厥寒者，四肢厥逆，他觉四肢发凉，且自觉寒侵于外。何以知寒为外侵？同书其后352条有"若其人内有久寒者"的说明，故可知也。

脉细欲绝，为血极虚之应。

本条即同书347条"脉虚复厥者，亡血"的血虚之厥。血虚于内而又受外寒之侵，故以当归四逆汤主之。当归四逆汤以桂枝汤为基础，意在外调营卫而内和血脉也。寒不在里，无呕吐、下利等证，故亦不用姜、附。

> **当归四逆汤方**
>
> 当归三两，桂枝三两，芍药三两，细辛三两，甘草（洗）三两，通草二两，大枣十二枚。
>
> 上七味，以水八升，煮取三升，去滓，温服一升，日三服。

〈方解〉此即桂枝汤以细辛易生姜，加当归、通草。通草即木通。

当归，辛温，微甘，滋养镇静、活血、调经药。补虚养血，活血调经，消肿止痛，排脓生肌，润肠。主月经不调、胎前产后妇科病、疮疡金疮、气血凝滞疼痛、里急后重腹痛等。

木通，辛苦平，微寒，清凉性消炎利尿药。除脾胃寒热，通利九窍血脉。主泌尿系炎症、小便不利、痈疽恶疮。因其有通利血脉的作用，与当归合用补血行滞，合细辛可祛风湿痹痛。

当归、芍药合用，和血脉，祛瘀，并有强壮作用。本方内治血虚，外则营卫不利而见脉细欲绝、手足厥寒者。

〈按〉此方治手足冻疮效良，并可治腹痛、关节疼而脉细欲绝者。

《金匮要略》曰："寸口脉沉而迟，沉则为水，迟则为寒，寒水相搏。趺阳脉伏，水谷不化，脾气衰则鹜溏，胃气衰则身肿。少阳脉卑，少阴脉细，男子则小便不利，女子则经水不通；经为血，血不利则为水，名曰血分。"（十四，19）

胡希恕

【释】诊寸口脉沉而迟，沉则为水，迟则为寒，知寒水相搏于里也。诊趺阳脉伏，知脾胃气衰，水谷不化，脾气衰则鹜溏，胃气衰则身肿也。少阳脉卑，少阴脉细，亦因脾胃气衰，水谷不化，津液不生所致，故男子则小便不利，妇人则经血不通，经为血，血不利则为病水，名曰血分。

段治钧

〈注〉本条脉沉主水，脉迟主寒，就寸口脉（桡骨动脉）的诊查，知寒水相搏于里。此人一定脾胃虚衰，所以趺阳脉当伏。脾主运化，输布津液，脾气衰津液不布则津虚；津液不正常疏布于全身而废积于里则大便溏。胃主受纳消化，胃衰不消谷则血少。津虚血少，外则脉络空虚，荣卫气虚，邪之所凑，水走于外则身肿。胃是荣卫之本，因脾胃虚衰，少阳脉不足，按之沉弱（卑）；少阴脉（古三部九候遍诊法，下肢候下的动脉，相当于太溪穴部位）亦不足，按之脉细。这都是荣血不足的表现。总之，脾胃气衰是寒水相搏、病水和上述为证的原因。因病水，也会影响到肾，在男子则小便不利，在女子则经水不通。反之女子地道不通，也会影响到病水，这种病水曰血分。其实血不利影响到病水，非只女子，男子亦然也。

〈按〉少阳脉（古三部九候遍诊法，头部候中的动脉）卑的少阳，指和髎部位之脉，在上耳角根之前，鬓发之后，即耳门微前上方。脉卑是说按之沉而弱，表示营血不足。

本条脉沉迟是兼象脉，第二章、第四章尽量选了单象脉的主病，所以未选本条，今为说明细脉的主病，于本章选出。"少阳脉卑""少阴脉细"应算是复合脉。

第十一章 细（小）脉的主病

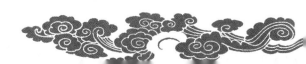

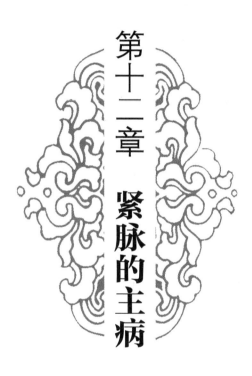

第十二章　紧脉的主病

一、主寒、饮、邪盛

《伤寒论》曰："太阳病，或已发热，或未发热，必恶寒、体痛、呕逆、脉阴阳俱紧者，名为伤寒。"（3）

胡希恕

【释】太阳病迟早必发热，无论其或已发热，或未发热，必恶寒，同时见有体疼、呕逆、脉寸尺俱紧者，则名之为太阳伤寒证。

【按】中风与伤寒为太阳病的两大类型。前者由于汗出敏于恶风，因名之曰中风。后者由于无汗，不恶风或少恶风，但重于恶寒，故名之为伤寒。对于风曰"中"，对于寒曰"伤"，实亦另有深意。盖太阳病，机体欲以发汗的机能自体表以解除疾病，每限于不得汗，或虽得汗而病邪反乘汗之虚深居于肌肉之内，中者中于内，名为中风者，提示在表的邪深也；或不得汗出，病邪郁积体表不得其汗而去，伤者伤于外，名为伤寒者，提示在表的邪浅也。中风、伤寒均是证名，不要以为中风即真的中于风，伤寒即真的伤于寒。尤其"风伤卫，寒伤荣"的说法更为无稽，不可信。

段治钧

〈注〉"或"者，未定之解。正气充足者，初得太阳病即发挥抵抗力于体表，故而发热；正气不足者，初病之际抵抗力尚不能达表，则尚未发热。

"必"者，定然之谓。恶寒为表证所习见，又为发热之前驱症状。邪在表，人体自然良能发挥抗病机制驱集体液、热量于体表，加大了与外界的温差而恶寒；欲汗出而不得汗出，因废弃物结聚而发凝滞性的疼痛，故体痛。

呕逆，正气御邪于外而不得发越，有气上冲的病理现象。

阴阳指寸尺言，关前为阳，关后为阴。脉阴阳俱紧者，即寸、关、尺三部俱紧。感受外邪后，人体欲祛邪外出（主要是从汗解），因其人肌肤致密不能汗出而解，遂见发热、恶寒、无汗之证。气血充盈于体表浅层动脉，故脉象为紧。紧与缓为相对脉，是脉管约束性能太过，胡老曾以香烟卷束之疏紧形容之。寒主收引，使脉管聚束有力，故紧脉主寒邪盛；水性寒，故紧脉亦有时主病水。若病势紧张，脉亦紧张有力。在此，紧主外邪盛。

〈按〉广义的"伤寒"，包括中风、伤寒等各种外感病，即全书所论。狭义的"伤寒"，单指太阳病的伤寒证，即本条所论者。

本条脉阴阳俱紧，其实是个单象脉，所以要这样说，在此是为了强调紧脉的意义。

又曰："**病人脉阴阳俱紧，反汗出者，亡阳也。此属少阴，法当咽痛而复吐利**。"（283）

胡希恕

【释】太阳伤寒脉阴阳俱紧，应不汗出；今汗出，故谓反。邪盛（脉阴阳俱紧）正虚，精气（汗出）外越，故谓为亡阳也。此属少阴者，谓虽脉阴阳俱紧，似太阳伤寒，但就汗出亡阳的情况，正可谓系于少阴，但不见得是少阴病。阳脉紧为外邪盛，阴脉紧为里有寒（饮），故法当咽痛而复吐利。

段治钧

〈注〉阴阳，当指的沉浮而言。反汗出者，亡阳也，言因汗出而津液外泄（越）的意思。阳者亦谓之气，非阳热之阳，乃指津液也，亡阳即亡津液。

汗出，不是太阳中风表虚之自汗出，若是太阳中风的自汗出，当有脉浮缓应之。今脉不浮缓而是阴阳俱紧，乃外邪盛、里有寒饮之故。属少阴，指与少阴有关，提示万勿以本证之脉阴阳俱紧而误认为是太阳证也。

外邪盛，汗出伤津、亡阳，可致咽干而痛。外邪激动里饮，可致

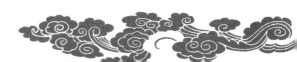

吐利。

〈按〉本条主论体虚邪盛而汗出亡阳之象，病仍在表者，属少阴也。咽痛而复吐利者，亦为表里阴阳交错互见之证，非单纯的少阴病，与同书之猪肤汤证（310条）互参自明。本条的"属少阴"病机亦如同书282条，为少阴病里有水饮者，不过其证不如上条有"但欲寐"的明显罢了。

本条的脉阴阳俱紧，对应的症状与上条（3）显然有所不同，寸紧主外邪盛而咽痛，尺紧主里有寒饮而吐利，所以本条既可放于紧脉主寒的本节，亦可放于主痛的下节。

另外同书94条有"脉阴阳俱停"，其中阴阳指浮沉而言，而且"停"字的意思为调停而不是停止。

又曰："少阴病，脉紧，至七八日自下利，脉暴微，手足反温，脉紧反去者，为欲解也，虽烦、下利，必自愈。"（287）

胡希恕

【释】"少阴病，脉紧"，承同书283条（即本书上条）之"病人脉阴阳俱紧"而论者。至七八日，传里转属太阴，则自下利。邪陷于里，故脉暴微。下利前手足不温，而今反温者，为胃气复振，腐秽不容停留也。下利前脉紧，而今脉紧反去者，邪随下利排出于外也。胃复邪去，虽烦，下利，必自愈。

【按】少阴病传里，并发自下利的太阴证，本为病进，但胃气实者可自愈，此与同书278条"以脾家实，腐秽当去故也"是同一道理，可互参。

段治钧

〈注〉少阴病，脉微细为常，但亦有脉紧者，当知其因。此脉紧主邪盛、寒饮，亦如上之283条。

七八日自下利，从病的发展上看是病进，传里转属太阴。自下利有两种趋向：若其人胃气尚强，病邪将被排出体外，故太阴病有自愈证；若其人胃气弱，正气虚衰，病必进一步恶化，四肢厥逆、自利益甚等，坐实太阴病也。本条所述为前者，而非后者。

本条少阴并于太阴，属前一种好转的情况。随着自下利邪去正复，脉突然由紧转微（这是适应病情的佳象），原有的手足不温（手足冷）也随着邪去正复而反温，故谓"为欲解也"。

"烦"和"下利"是少阴病转属太阴后才有的为证，在转属太阴中有表示病进的一面，但本条是阴性病邪去正复、阴去阳回的表现。烦可视为正邪相争之象，下利为祛病外出之路，并不是病进，所以断曰"必自愈"。

〈**按**〉脉的盛衰是人体抗病能力的反应，是邪气盛衰的反应。无论在何病位，都有正邪交争机制，而凭脉辨证时一定要考虑这两个方面。

本条和同书278条均为太阴病的自愈证，278条言太阳伤寒转属太阴的自愈证，本条为少阴病转属太阴的自愈证，分别以脾家实、胃气强推论之，其理一也。

又曰： "下利脉数，有微热汗出，今自愈；设复紧，为未解。"（361）

〈**注**〉见第三章，数脉的主病，"一、主热"中有关本条释、注。

《金匮要略》曰： "夫痉脉，按之紧如弦，直上下行。"（二，9）

胡希恕

【**释**】脉按之紧如弦，直上下行，这是刚痉的脉。因表实无汗，故水分（即津液）充斥于血管之内，表实无汗，故脉有紧象；因有痉（抽搐）的为证，肌肉紧搐强急，故脉应之弦。这和柔痉的脉沉细显然不同。

段治钧

〈注〉《金匮要略》第二篇，详论了痉病。痉病，即筋肉抽搐强急的为证，甚则口噤、角弓反张，俗谓抽风者。痉病有的以太阳病的形式出现，伴有汗出者名曰柔痉；无汗者名曰刚痉。痉病也有以里证的形式出现者。致痉的原因很多，津液枯耗或水毒充斥虽为重要原因，但无热则不痉，热浅者痉亦微，热深者痉亦剧也。

此脉紧为邪盛（水分充斥于体表），紧如弦者，言不但脉管约束性能太过，且绷直性能也太过，因此脉应手有直上下行的感觉。

又曰："趺阳脉当伏，今反紧，本自有寒，疝瘕，腹中痛，医反下之，下之即胸满气短。"（十四，6）

胡希恕

【释】里有水，则趺阳脉当伏，今反紧者，以其人本自有寒，疝瘕腹中痛也。而医反下之，下之则胃中虚，水乘之而上逆，则胸满而短气也。

段治钧

〈注〉里有水者，胃气均虚衰，故趺阳脉当伏。但也不尽然，本条为其一例：今脉不伏反紧的原因是，此人本自有疝瘕腹中痛等寒证，构成既有水又有寒的情况，医反下之，当然大错。因误下则胃中更虚，寒水反而上乘，于是则胸满气短。此紧脉主在内寒，故选于本节；因亦主痛，也可选在下节。

〈按〉本条先说趺阳脉伏，"今反紧"当然亦指的是趺阳脉紧。在遍身诊法中，趺阳脉诊胃，在足背上踝关节前横纹两筋间搏动处。

又曰："吐后，渴欲得水而贪饮者，文蛤汤主之。兼主微风、脉紧、头痛。"（十七，19）

胡希恕

【释】 文蛤汤为发汗剂，吐后渴欲得水而贪饮者，岂有再以文蛤汤发汗之理？文蛤汤当是文蛤散之误甚明。文蛤散主治渴欲饮水不止者，见同书第十三、消渴篇第6条，可互参。本条疑有错简。

段治钧

〈按〉本条前半段"吐后，渴欲得水而贪饮者"为吐后过伤津液的文蛤散证，其治重在止渴。后半段"微风、脉紧、头痛"为表实而兼里热的文蛤汤证，其治重在发汗而兼清里热。同书第四篇，疟病的脉证并治第4条明言"渴而下利，小便数者，皆不可发汗"就是对伤津耗液患者治疗的戒示。前后两个方证放在一条中就搞混了，胡老疑有错简是很有道理的。此脉紧在本条后半段中，当主寒。

文蛤散方

文蛤五两。

上一味，杵为散，以沸汤五合，和服方寸匕。

〈方解〉文蛤（一说为水产品带花纹的蛤皮；《医宗金鉴》谓即五倍子），后世医书有谓为收敛药，有利小便、解烦渴之功效。吾未尝使用过，不敢妄言，留待实践验证之。

文蛤汤方

文蛤五两，麻黄、甘草、生姜各三两，石膏五两，杏仁五十枚，大枣十二枚。

上七味，以水六升，煮取二升，温服一升，汗出即愈。

〈方解〉此方可看作麻杏石甘汤与越婢汤合方再加文蛤；亦可看

作大青龙汤。

去桂枝，减麻黄、石膏的用量而加文蛤，故治二方合并证而烦渴者，或大青龙汤的轻症而渴欲饮水者。

又曰："下利脉数，有微热，汗出，今自愈；设脉紧为未解。"（十七，28）

〈按〉本条为《伤寒论》361 条在《金匮要略》中重出者。（见第三章，数脉的主病，"一、主热"，此从略）

二、主病势紧张（若痛、若宿食等邪实冲逆）

《伤寒论》曰："病人脉阴阳俱紧，反汗出者，亡阳也。此属少阴，法当咽痛而复吐利。"（283）

130

〈注〉见上节，"一、主寒、饮、邪盛"中注、释，此从略。

又曰："病人手足厥冷，脉乍紧者，邪结在胸中，心下满而烦，饥不能食者，病在胸中，当须吐之，宜瓜蒂散。"（355）

胡希恕

【释】邪结于胸中，气血受阻，故手足厥冷而脉乍紧也。胃中有停滞，故心下满，饥不能食。欲吐不能吐，故烦满。此病在胸中，下涉及胃，当须吐之，宜瓜蒂散。

【按】厥之为证原因很多，非阴证所独有。本条所述为邪结胸中而致厥逆之证治。

段治钧

〈注〉气上冲，病有上越之机，故脉乍紧。紧为实脉，乍紧指脉骤然有紧象，这是伴随气上冲，病人欲吐时出现的脉象。邪结在胸中者，胸中有痰饮实邪。

心下指胃，胃有停滞，觉满闷而饥不能食。气上冲则欲吐而不能吐，故心中懊恼而烦，这是涉及胃的实邪，包括停食在内。

无论是邪在胸中或胃有停滞，都可使气血受阻而致手足厥冷。病实在上，又有上越之机，故需因势利导，宜瓜蒂散吐之。

瓜蒂散方

瓜蒂（熬黄）一分，赤小豆一分。

上两味，分别捣筛，为散已，合治之。取香豉一合，用热汤七合煮做稀糜，去滓，取汁和散一钱匕，温顿服之。不吐者，少少加，得吐乃止。诸亡血虚家，不可与瓜蒂散。

〈方解〉瓜蒂，苦寒，有毒，催吐药。功能催吐，祛水，祛湿热，消水肿。主胸中痞满，气逆上冲不得息。刺激黏膜力弱，夺取水分力强，为吐药之上乘。虽有毒，但服后不吸收，故无中毒之虞。用量不要超过3克，供参考。

赤小豆，甘酸平，利尿药。功能下水消肿，利小便，排脓血湿水，健脾胃。主体表黄肿、脚气、痈肿脓血。

豆豉，甘辛平，辛凉性解热消炎药。主治热性病之胸脘不舒、心中懊恼、泛恶欲吐及痘疹等透发不快者。但并不致吐。俗谓豆豉为催吐药，误也。

此三物合用，共成催吐驱毒的治剂。

〈按〉用汗、吐、下之法治病都要注意亡津液、血液之虞，尤其对失血者不可不慎。药后胃部不适者，以调胃承气汤善后。

《金匮要略》曰："脉紧如转索无常者，有宿食也。"（十，25）

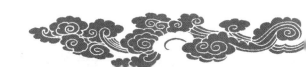

胡希恕

段治钧

【释】脉紧按之如转索、如滚珠，皆比附之形容，即滑脉也，为里实之应，故知有宿食。

〈注〉脉紧在本条主里实（宿食不化）。紧如转索者，往来流利且弹手有力。按之又紧又滑的脉，宿食也。此宿食尚未影响到谷气的疏布，气血也还充实，故未至脉微涩。这比同书的本篇21条要轻。

又曰："趺阳脉当伏，今反紧，本自有寒，疝瘕，腹中痛，医反下之，下之即胸满气短。"（十四，6）

〈注〉见上节，"一、主寒、饮、邪盛"中释、注，此从略。

胡希恕——讲仲景 脉学

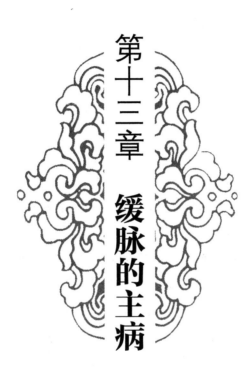

第十三章　缓脉的主病

主津血虚

《伤寒论》曰："太阳病，发热、汗出、恶风、脉缓者，名为中风。"（2）

胡希恕

【释】《伤寒论》第 1 条 "脉浮，头项强痛而恶寒" 所述的太阳病，同时更见有发热、汗出、恶风、脉缓的则名之为太阳病的中风证。

【按】浮为太阳病脉，缓为中风证脉。本条之中风即今之伤风感冒中的一种类型，非口眼歪邪、卒然倒地之脑血管病也。

段治钧

〈注〉发热与汗出并见，乃散热机能不若造热机能旺盛的缘故。有汗出而发热不解是本证的大眼目，也是精却而邪留的反映。人的抗病能力若强，一般外邪即随汗出而解。今发热不随汗出而解，必其发汗质量欠佳，因而汗出（此为精却）而仍发热（此为邪留），其因当责胃气之不强。

恶风，成无己曰："恶寒者，啬啬而恶寒也，虽不当风，仍自然觉寒。恶风者，见风之至而恶，若得居于密室之内，帏帐之中，则坦然自舒也。"此解可从。之所以敏于恶风者，亦因汗出而毛孔舒张（表虚）的缘故。

缓，乃缓弱之缓，而非缓慢之缓。因有汗出，脉管内一部分体液被夺，脉管约束性能不及，故缓脉主营卫气伤，亦主风邪。

〈按〉本条脉缓并非单象脉，因属太阳病故其脉是兼象脉浮缓。因论中缓的单象脉太少，故择其一兼象脉予解之，以示缓脉的应用。

又曰："太阳病，得之八九日，如疟状，发热恶寒，热多寒少，其人不呕，清便欲自可，一日二三度发，脉微缓者，为欲愈也。脉微而恶寒者，此阴阳俱虚，不可更发汗、更下、更吐也。面色反有热色者，未欲解也，以其不能得小汗出，身必痒，宜桂枝麻黄各半汤。"（23）

胡希恕

【释】本条是述太阳病得之八九日可能出现的欲愈、转阴证或麻桂各半汤证的三种机转，以三段分述之：

病人热多寒少，则知未转阴证；其人不呕，则未转少阳；清便欲自可，则未转阳明。现其人只一日二三度定时发寒热，休作有时而如疟状，且脉微缓，病邪已衰，故肯定其为欲愈也。

若此时脉甚微，且不发热而但恶寒者，此表里俱衰，已陷于阴证，当随证治以附子剂，不可更发汗、更下、更吐，以犯虚虚之戒。

若第一段的为证，其人面色反有热色，乃郁热在表之候，以其不得小汗出，故表终未解，身必痒即其候也。此时宜麻桂各半汤，微发其汗则愈。

【按】时发热、自汗出为桂枝汤证（见同书54条）。今无自汗出，而时发热恶寒，亦为桂枝汤证；不汗出、身痒，义同太阳表证无汗，为麻黄汤证。从脉证分析，此时邪正俱略衰，用麻黄汤太猛，用桂枝汤又欠，故取两方减半的合方。

《伤寒论》以方名证，辨证之尖端是辨方证，有是证即用是方。合证当用合方，此条精神一直贯彻全书，应深加体会。

段治钧

〈注〉太阳病得之八九日，一般正是病转好坏的关键时期，提示本条所论病证将有多种变化趋势。

如疟状，不是说患了定时往来寒热的疟病，而是发热恶寒的症状一日二三度发作有时，有如疟的状况。

恶寒为在表之要证，是判断邪之盛衰轻重的重要依据。今热多寒少，示在表之邪已衰，实证已减轻，热多亦示正气不衰。

清，同"圊"，指厕所，这里是如厕之意。清便欲自可，示大便

正常。

脉微缓，这个微字是比较量词，即脉稍微见其缓（不急不紧），不是脉象的微脉兼缓脉。一般阳性病见此脉佳。

欲愈，病向好的方面发展。

脉微（这个微字指脉象言）而恶寒，微为细而虚的兼象脉，细而无力，主正虚气不足，恶寒指但恶寒不发热，示证陷于阴。

阴阳俱虚，此阴阳既指表里，又指气血，均是由正气虚衰引起的。

面色反有热色，乃郁热在表之候。

未欲解，指没有好的机转。

身痒，为不得小汗出的结果。因汗已分泌，但未排出体外而停于汗腺末梢，故身痒。

宜桂枝麻黄各半汤，应在"未欲解也"之后。"以其不得小汗出，身必痒"是"未欲解"的解释。这是古代文章之兜转法的行文现象，本书多见，宜细心揣摩。"各半"指麻黄汤、桂枝汤两方等量合用，实际是取两方各三分之一的量。

〈按〉桂枝麻黄各半汤的主证为：太阳病发热恶寒（热多寒少），一日二三度发如疟状，面色反有热色，不汗出、身痒。其脉稍有缓象。且不见少阳、阳明证者。

桂枝麻黄各半汤方

桂枝（去皮）一两十六铢，芍药、生姜（切）、甘草（炙）、麻黄（去节）各一两，大枣（擘）四枚，杏仁（去皮尖）二十四枚。

上七味，以水五升，先煮麻黄去上沫，内诸药，煮取一升八合，去滓，温服六合。本云：桂枝汤三合，麻黄汤三合，并为六合，顿服，将息如上法。

〈**方解**〉此取桂枝汤和麻黄汤的各三分之一合之，故治两方的合并证，而病情较轻者。

麻黄汤为太阳伤寒、表实无汗的主方，其方药可与同书 35 条互参。

〈**按**〉古一两为四分，约合近代三钱、现代 9 克；一分为六铢；一铢约 0.4 克。一两十六铢合 15 克。但本方是现代三服药量，所以本方桂枝现代的一副药量为四五克，其他药依此类推。古一升约合现在普通的水杯一杯（200 毫升）。一升约两合半。供参考。

第十三章　缓脉的主病

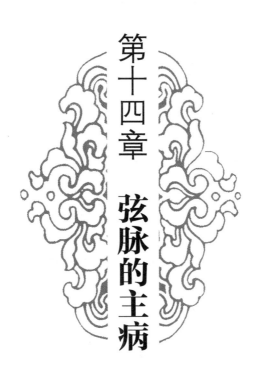

第十四章　弦脉的主病

一、主半表半里证

《伤寒论》曰："太阳与少阳并病，头项强痛，或眩冒，时如结胸，心下痞硬者，当刺大椎第一间、肺俞、肝俞，慎不可发汗；发汗则谵语、脉弦，五日谵语不止，当刺期门。"（142）

胡希恕

【释】本条太阳少阳并病，头项强痛，太阳病明显，以乍传少阳，故或眩冒，时如结胸，心下痞硬。少阳病或出或没，时有时无，不固定。若医者粗心，最易误汗，因出针刺治法。未用汗法之前，刺大椎、肺俞、肝俞，泄胸中五脏之热。若发汗谵语而脉弦，当刺期门以泄胸中实热。

【按】太少并病，治取少阳为定法，古时每用刺法。本条为病乍传少阳，故太阳病较为明显。此或为叔和文字，非经文亦未可知。唯时如结胸、心下痞硬，不可发汗为定法，当记。依太少并病治从少阳的规律，此证有用柴胡桂枝汤的机会。汗后发谵语，当有用大柴胡汤的机会，不可不知。

段治钧

〈注〉太阳与少阳并病，指太阳病内传少阳，而太阳病证还未罢者。

头项强痛为太阳证；或眩冒，时如结胸，心下痞硬，为少阳证。因乍并于少阳，少阳证不固定，时隐时现，故曰"或""时如"。时如结胸，但不是结胸证。心下当胃部，心下痞硬为邪气所凑而非结实，故时如结胸。

大椎在第一胸椎上陷中，主泄胸中诸热。肺俞在第三胸椎下，肝俞在第九胸椎下，各去脊中1.5寸，主泄五脏之热。

误发其汗，则伤津益热、虚其胃。两阳之邪乘虚而入，则发谵语、脉弦。

140

五六日谵语不止，若脉洪大，为胃家实，可以下法。今脉弦，主病在半表半里，不可下，故当刺期门，以泄胸中实热。

又曰："伤寒若吐、若下后不解，不大便五六日，上至十余日，日晡所发潮热，不恶寒，独语如见鬼状；若剧者，发则不识人，循衣摸床，惕而不安，微喘直视，脉弦者生，涩者死。微者，但发热谵语者，大承气汤主之。若一服利，则止后服。"（212）

胡希恕

【释】太阳伤寒本当发汗，若吐、若下均属误治，故病不解。不大便已五六日，上至十余日，于日晡所发潮热，不恶寒，独语如见鬼状，则表证已罢，阳明里实的为候已经具备。上证的剧甚者必神志不清，不识人，循衣摸床，惕而不安，微喘直视，皆病实正虚，险恶至极的征象。脉弦为气血尚充，还可以急下以求生；脉涩为气血已衰，已不可再下，故主死。

若上证轻微者，只发潮热和独语如见鬼状的谵语，则以大承气汤主之。若一服得快下，则止后服。

第十四章　弦脉的主病

〈注〉伤寒，这里指狭义的太阳病伤寒证。依法当汗解，吐下均为逆治，故病不解也。

段治钧

晡（bǔ）者，申时，下午三至五时，意即傍晚左右。发热汹涌如潮，且不恶寒。独语如见鬼状，谓无人相对而自胡言乱语，谵语之类也。此皆因吐下亡津液，大便干，为转属阳明的确证。

循衣摸床，病人在昏迷中不断抚摸床沿、衣被，无意识地乱摸东西。同时惊惕不安，微喘直视，这些症状均是上脱之情。此时决其生死当辨脉象。脉弦，气血尚充，冀可背水一战，下之而生，故曰"脉弦者生"。涩主血少，病重体虚，大承气汤急下之法已不可用，故曰"脉涩者死"。

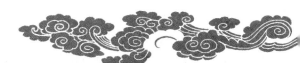

微，较剧者为轻，只是潮热谵语，所以可用大承气汤。药后得快下即止后服，中病即止也。

〈按〉阳明病不怕病实只怕人虚，同书 211 条因汗多亡阳而发谵语，脉短者死；本条由吐下伤津太过，脉涩者死。上条之脉和，本条之脉弦。虽为阳明重证，但因人未至虚极，故尚可治而得痊。

同书 208 条有潮热、手足濈然汗出、大便已硬，主以大承气汤；同书 209 条阳明病潮热、大便微硬，主以大承气汤；本条日晡所发潮热、谵语者，亦主以大承气汤。可见"潮热而发谵语"为热实于里之证（可与 214 条对照），用大承气汤正所宜也。阳明病屎硬，虽可选大承气汤下之，但大承气汤并非专为屎硬而设，必须是热实于里而大便硬者方可放胆用之。

本条是太阳病经误治而转属阳明重证，以脉象判其生死的示例。但弦脉在这里并不主半表半里证，而是判断气血盛衰的依据。选在此处的目的是为了使读者明白读仲景书既要始于句下，又不可死于句下的辩证精神。

方药见第四章，迟脉的主病，"三、主实"。

《金匮要略》曰："师曰：疟脉自弦，弦数者多热，弦迟者多寒。弦小紧者下之瘥；弦迟者可温之；弦紧者可发汗、针灸也；浮大者可吐之；弦数者风发也，以饮食消息止之。"（四，1）

胡希恕

【释】疟病以显柴胡证为常，故脉亦自弦。弦数者为多热，弦迟者为多寒。弦小紧者为有癥瘕（疟母），需下之瘥。弦迟者多寒，可温之。弦紧者表实无汗，可发汗、针灸也。浮大者为邪有上越之机，可吐之。风发即风热汗出之谓。弦数者汗出久不愈，宜食清凉甘润之品，辅助治疗以消息之。

【按】疟病是疟原虫引起的一种传染病，以阵发性寒热往来为其特征。间日发者为间日疟，三日发者为三日疟，无论间日、三日，但往来寒热，为柴胡证，故其脉自弦。虽有弦数、弦迟，多热、多寒之异，治当依证选用柴胡剂自在言外。不过此言其常，若下、若汗、若吐，皆言其变也，均见同书本篇的以后诸条，学者当细玩。

段治钧

〈注〉此弦脉主半表半里的少阳证甚明。

又曰："寸口脉弦者，即胁下拘急而痛，其人啬啬恶寒也。"（十，5）

胡希恕

【释】脉弦，拘急而痛，邪转少阳也。其人啬啬恶寒者，表证未罢也。

段治钧

〈注〉寸口脉弦，胁下拘急而痛，小柴胡汤证。同时表证未罢，故啬啬而恶寒。啬啬者，缩缩然也。此太少合病。此脉弦主少阳，寸口脉即桡骨动脉以区别于遍诊法，独取寸口的意思，则此弦脉为单象脉。

又曰："下利脉反弦，发热身汗者，自愈。"（十七，30）

胡希恕

【释】下利脉当微弱，今脉反弦，为邪实。发热、身汗出，热自外越，脉虽弦当自愈。

段治钧

〈注〉本条的下利，由其后的为证可知为热利（由同书本篇的上条连贯下来看，此下利亦当是热利），脉当数；如果邪已衰，则脉当微弱。今脉反弦，此处脉弦和紧一样，是实脉，主邪实。这本来不是好的现象，但其人发热而有汗，热因汗而外越，则有表解的机会。也就是说，虽然脉弦，如果发热因汗出而解的话，其下利亦可"自愈"。

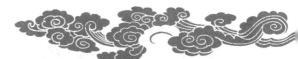

〈按〉下利为里证，但确有汗解的机会。无汗出者，如葛根汤证；发热、自汗出者，如桂枝加葛根汤证。但必是有表证而又下利者才有此机会。

二、主筋脉拘急

《金匮要略》曰："转筋之为病，其人臂脚直，脉上下行，微弦。转筋入腹者，鸡屎白散主之。"（十九，3）

胡希恕

【释】"臂"与"背"，古通用。其人臂脚直，即脚背强直，转筋证也。脉上下行、微弦者，转筋之脉也。若转筋剧甚，上入于腹者，鸡屎白散主之。

段治钧

144

〈注〉脉上下行，微弦，即脉上下跳动带有弦象。此处的微字不是脉象，乃比较量词。弦是筋脉拘急、转筋的脉应。

鸡屎白散方

鸡屎白。

上一味，为散，取方寸匕，以水六合。和，温服。

〈方解〉鸡屎白，通利二便，治转筋可用于实证，虚证当慎用。

〈按〉此方虽有效，但近代已不用。

三、主寒、主水

《伤寒论》曰："伤寒，阳脉涩，阴脉弦，法当腹中急痛，先与小建中汤；不瘥者，小柴胡汤主之。"（100）

胡希恕

【释】浮取脉涩，为阳脉涩；沉取脉弦，为阴脉弦。涩主血少，弦主寒盛。伤寒脉浮涩沉弦，为津血外虚，寒盛于里之候，依法当腹中急痛，故先与小建中汤。服后不瘥者，即未痊愈之意，以少阳病亦有此脉（弦），盖为太阳少阳并病而又有里寒也。小建中汤只治其半，再与小柴胡汤以解少阳之邪，则当全治矣。

【按】腹中急痛，本来即半属于小建中汤证，半属于小柴胡汤证。凡少阳夹里虚证，中气不足者，虽有小柴胡汤证，亦当先建其中。先建中而后柴胡，亦虚先救里的定法，而不是先治之以小建中汤，不效再治之以小柴胡汤也。若腹痛脉弦只是里寒所致，小建中汤即可，无关少阳矣。

段治钧

〈注〉伤寒，即太阳伤寒有表不解。从小建中汤治腹中急痛、小柴胡汤治未瘥之病可知，本条是太阳少阳并病而兼有里虚寒也。

阳脉涩，浮取得之。津血不充于外，胃弱于中故也。

阴脉弦，沉取脉弦。弦脉为脉管绷直性能太过之脉。弦脉既是小柴胡汤证常见的脉，又是小建中汤证常见的脉。

急痛者，拘急而痛，即挛痛。从阳脉涩、阴脉弦来看，津血不足于外而寒盛于里，当有腹中挛痛。这是虚寒腹痛的脉应，同时外证亦未解。

小建中汤是桂枝汤的变方，既能解表，又滋养血脉，甘温以祛寒解痛，正应本条症状。"先与"两字大可斟酌。太阳少阳并病，又虚寒在里，当先救里，再解表或半表半里，与91、92条的精神是一致的。不过本条里有虚寒仅致腹中急痛，而尚未转阴证也。

不瘥者，即服小建中汤后没有完全好。因为小建中汤、小柴胡汤两证俱存，治法当先里后外，服小建中汤仅治其半，故再予小柴胡汤方得全治。

小建中汤方

桂枝（去皮）三两，白芍六两，生姜（切）三两，大枣（擘）十二枚，甘草（炙）二两，胶饴一升。

上六味，以水七升，煮取三升，去滓，内饴，更上火消解。服一升，日三服。呕家不可与建中汤，以甘故也。

〈方解〉上方前五味即桂枝加芍药汤（见《伤寒论》太阴篇284条），可治太阳病下之后腹满时痛。加饴糖，大温而甘，变攻为补。芍药苦酸，微寒，虽加饴糖之温，亦不峻补而小补，故谓小建中汤。

胶饴，甘，大温，滋养强壮剂。缓急迫，健脾胃，益气力，补虚冷。主腹中急痛、肠鸣。胶饴与甘草性味相仿，甘草宜于阴阳表里虚实，而胶饴专适于里虚。胃酸而痛者，不适与之。

芍药，苦平，微寒，多用有缓下作用。

146

胶饴合白芍治腹痛相当有效，但需分寒热虚实。肠结核腹痛有用本方的机会。

〈按〉腹痛有虚、实之分，按之痛而重按不甚者属气痛，重按痛而坚，甚至拒按，为积聚。气痛者不可下，下之愈甚。

本条择取的是复合脉。

《金匮要略》曰："师曰：夫脉当取太过不及，阳微阴弦，即胸痹而痛，所以然者，责其极虚也。今阳虚知在上焦，所以胸痹、心痛者，以其阴弦故也。"（九，1）

胡希恕

【释】太过与不及的脉均为病脉，故诊脉当取太过与不及以候病也。阳微，指寸脉微；阴弦，指尺脉弦。脉阳微阴弦，法当胸痹而痛，所以然者，以微属不及，为虚，今脉微见于寸，知上焦阳气虚；弦属太过，为寒，今脉弦见于尺，知下焦阴寒盛。寒乘虚而上犯，故使胸痹而痛也。

段治钧

〈按〉上条(《伤寒论》100条)"阳脉涩，阴脉弦"，阳、阴指浮取、沉取；本条"阳微阴弦"，指寸、尺的部位。读仲景书（读其他中医理论书也一样），每遇阴阳的概念，都必须读懂它实指的内涵，否则易发生混淆甚至误解。本条所择为复合脉。

又曰："趺阳脉微弦，法当腹满，不满者必便难，两胠疼痛，此虚寒从下上也，当以温药服之。"（十，1）

胡希恕

【释】趺阳脉以候胃，微则为虚，弦则为寒，胃虚有寒，法当腹满。设不满者，必便难两胠疼痛，此以胃虚寒乘之而迫于上也，当以温药治之。

段治钧

〈注〉本条所述为两种情况。微主虚，弦主寒，胃虚有寒则腹满（上腹）；若寒不在胃而在下焦，则胃不满，但寒自下向上攻，则两胠（音 qu，即两胁部位）疼痛。"当以温药服之"是双关语，即上述两种情况均当以温药治之。本条所择亦为兼象脉。

书中弦主寒的单象脉条文甚少，以上仅举兼象脉、复合脉的条文，以例之。

又曰："心伤者，其人劳倦，即头面赤而下重，心中痛而自烦，发热，当脐跳，其脉弦，此为心脏伤所致也。"（十一，10）

胡希恕

【释】其人劳作即头面赤而下重者，因心气虚；心气虚者，则其阳易动，上盛则下虚也。心中痛而自烦发热者，心阳（气）虚于上，则肾阴乘之于下也。当脐跳为

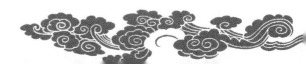

水动之征。其脉弦为寒饮之应。此皆心脏伤所致也。

段治钧

〈注〉心伤，不是由于风寒之侵，而是由于内伤。古人认为，心火交于下而肾水交于上，水升火降才是正常的生理现象。今心伤则心气必虚，故心火不能交于下，则上盛；心气虚，则肾阴上乘（往上攻冲），上乘则下虚。上盛下虚，所以心中痛、自烦、发热，自觉身体下部沉重而无力。心气虚则不耐劳作，所以动则头面赤。以上皆心伤所致也。当脐跳为水患，寒饮在里，故脉弦应之。

又曰："夫病人饮水多，必暴喘满。凡食少饮多，水停心下，甚者则悸，微者短气。脉双弦者寒也，皆大下后喜虚。脉偏弦者饮也。"（十二，12）

148

胡希恕

【释】病人胃虚渴欲饮水者，只宜少少与饮之，若饮水多，留胃不消，压迫胸膈，必暴喘满也。食少者，胃气不振，故凡食少而饮水多者，势必留饮于胃，水停心下，甚者则心悸，微者必短气也。

脉偏弦者为饮；脉双弦者为寒，皆大下后使之虚故也。

段治钧

〈注〉病人，在当时一般均指患伤寒病、杂病、大病、久病及病后初愈尚未完全恢复者，其人胃亦多虚。胃虚的人即使有渴，亦只能少少与之，如果暴饮则有或喘、或胀满之变。水停心下即胃有停饮，悸（即自觉心跳不安）和短气（即自觉气短，上气不足以息），就是胃有停饮的明显为证。由甚则悸、微者短气的经文，宜注意心动悸者多有水饮为病者（即后世所谓水气凌心者是也）。

弦脉亦主饮、主寒、主痛，本条举示甚明。饮脉之弦偏于一侧

（偏弦），而且以右手为多见，以水属气分也；对比来看，瘀血证，异常之脉常见于左手，且下焦瘀血、少腹急结者，异常之脉亦常显于左手，这可能与心脏偏左有关。双弦（两手之脉俱弦）主寒。无论偏弦、双弦，为饮、为寒，多因大下之后中气虚。中虚而有寒，乃虚极生寒也。

又曰："咳家其脉弦，为有水，十枣汤主之。"（十二，32）

胡希恕

【释】脉弦为有水，咳家其脉弦，知为水饮所作，十枣汤主之。

【按】"咳家脉弦"处，当有咳引胁疼证，未言者，略之也。

段治钧

〈注〉十枣汤为攻逐水饮之方，可见本条的为证——久咳不愈，咳引胁痛，都是饮邪为患，既有悬饮，亦有支饮。脉弦主水，其咳在肺，当属支饮；弦亦主痛，若咳引胁痛，当属悬饮，赶紧祛水，故用十枣汤。

十枣汤方

芫花（熬）、甘遂、大戟各等分。

上三味，捣筛，以水一升五合，煮肥大枣十枚，取八合，去滓，内药末，强人服一钱匕，羸人服半钱，平旦温服之，不下者，明日更加半钱。得快下后，糜粥自养。

〈方解〉大戟，苦辛甘，寒，有毒，峻泻逐水药。逐水饮肿满，化坚积，通二便。主水湿痰饮停留胸胁间、脘腹胁痛。

芫花，辛咸，寒，有毒，峻泻逐水药。功能主治与大戟略同。以

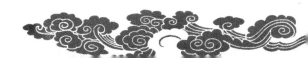

上两者均虚人禁用。

甘遂，苦寒，有毒，泻下药。峻下逐饮，利水道。治肿满、肿痛、咳嗽、短气，或小便难。

三味合用，攻逐水饮力极强，所以重用大枣制其猛烈，兼以安中。去病而不使正伤，此用毒攻病之良法。现代用此方，以一斤半大枣煮糜，以汤煎药（上药各二钱），治胸水效良，但仅用于实证。

〈按〉十枣汤乃表解后，里水不和，心下痞硬、胁痛的悬饮之主方。诸水为患见证很多：水毒走皮毛而为汗，上冲而呕逆或头痛眩冒，下走胃肠为利，聚脘胁而心下痞、硬满、引胁下痛，水热结于胸、心下则结胸，停于胃则心悸、短气，宜各选适应之方治之。

本证属水饮之邪留于中焦，表证既罢，非汗所宜；里饮充斥，非渗利能治；必决渎大开，一举平水气方可。

150

又曰："……脉弦者，虚也，胃气无余，朝食暮吐，变为胃反。寒在于上，医反下之，令脉反弦，故名曰虚。"（十七，3）

胡希恕

【释】脉弦为寒，而谓为虚者，以寒在于上而反下之，胃气虚则寒益甚，今脉反弦，故曰虚也。胃极虚寒，则无余气以消谷，故朝食暮吐，变为胃反也。

段治钧

〈注〉"寒在于上，医反下之"为"胃无余气，朝食暮吐"的倒装句。病人本来就胃寒，脉弦应之，不当用下法，今医反下之，造成了胃愈虚而寒益甚。胃虚寒甚，没有了消化食物的能力（胃气无余），故变为朝食暮吐的胃反证（消化能力弱到进食一天仍不消化，而终于再吐出的程度）。此时脉仍显弦象（反弦），这是胃中仍有邪实（未消化的食物）的缘故，而其根本原因又在于胃虚，所以文曰"故名曰虚"。"脉弦者，虚也"，不是说弦脉主虚。

又曰："妇人怀娠六七月，脉弦发热，其胎愈胀，腹痛恶寒者，少腹如扇，所以然者，子脏开故也，当以附子汤温其脏。"（方未见）（二十，3）

胡希恕

【释】子脏，即子宫。妇人妊娠六七个月，胎本自胀，今以子脏气虚，开而失收，寒邪乘之而内侵，故其胎愈胀。腹痛而恶寒，少腹如扇者，谓少腹恶寒甚，如扇之风冷侵袭也。此证亦常有发热，但病不在表，故脉不浮而但弦。当以附子汤温其脏。

【按】附子汤即《伤寒论》304条的附子汤，可互参。

段治钧

〈注〉妇人妊娠六七月，胎已成，胎儿发育，子宫本自胀，是正常现象，并不以为病。但本条孕妇腹痛，且少腹恶寒甚如被风吹，胎胀得难受，发热而脉弦。这是因为子宫虚寒甚，子脏虚则开而不收，故觉胎胀难受；虚则寒乘，故腹痛、恶寒如风吹。此恶寒发热非外感而是内寒，故脉不浮而弦也。治用附子汤以温阳固胎。

附子汤方见第二章，沉脉的主病，"二、主水饮"。

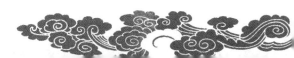

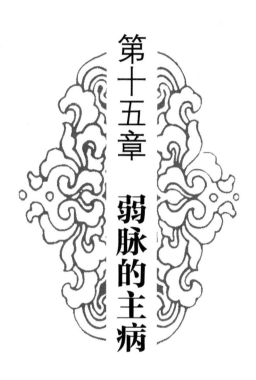

第十五章 弱脉的主病

主 虚

《伤寒论》曰："形作伤寒，其脉不弦紧而弱。弱者必渴；被火必谵语。弱者发热、脉浮，解之当汗出愈。"（113）

【释】病发热脉浮而无汗，形同伤寒，但其脉不紧而弱，为津液内虚，故其人必渴。津虚更不可以火劫逼汗，若被火则胃中燥，必谵语。弱者发热脉浮，只宜轻药解之，当使微汗则愈。

胡希恕

【按】仲景虽未出方，但已说明治法。世注家有云大青龙汤、承气汤、白虎汤等，可知所见之误。

154

〈注〉形作伤寒，指后句的发热脉浮，形似伤寒。

弦紧之脉应表实之证，今脉不弦紧而弱，可见津液不充于表，表不实也。仲景脉学弦对弱，紧对缓；弦与紧指下不易区分，弱与缓指下亦不易区分，临床应多识别之。前后联系，此时有形似伤寒之证，而非伤寒之脉也，需慎察。

段治钧

弱者，指脉弱。其意同《伤寒论》27条"脉微弱者，此无阳也"。阳非阳热之阳，乃指津液。古人以气为阳，血为阴，津液属气，亦属阳。无阳指无充实的津液。所以本条脉弱主津虚。津液内虚，故渴。

津液不充，非阳气重于表，发汗尚不可，况以火攻乎！被火而胃中燥，故发谵语也。

本条未出方，但指出治法"解之当汗出愈"。发热，脉浮无汗，若脉浮紧，当以麻黄汤发汗治之；今脉不紧而弱，不得以麻黄汤攻之，此当汗一定指的是小发汗则愈。

又曰："得病二三日，脉弱，无太阳、柴胡证，烦躁，心下硬；至四五日，虽能食，以小承气汤，少少与，微和之，令小安。至六日，与承气汤一升。若不大便六七日，小便少者，虽不受食，但初头硬，后必溏，未定成硬，攻之必溏；须小便利，屎定硬，乃可攻之，宜大承气汤。"（251）

胡希恕

【释】无太阳柴胡证，指无太阳表证和少阳柴胡证。今既烦且燥，心下又硬，已四五日不大便，里实显然可见。能食为胃热，据理当可议下矣，但以脉弱，而且只限于心下硬，因少少与小承气汤微和其胃，稍安其烦躁，冉行观察。至六日，还不大便，可增与小承气汤一升。延至六七日仍不大便，虽不能食，有似结实已甚，但若小便少者，屎未定成硬，大便初硬而后溏，仍不可以大承气汤攻之。若不慎而攻之，必使溏泄不止。须待其小便利，则屎定硬，乃可攻之，宜大承气汤。

【按】本条脉弱和同书234条之脉迟均属不及的脉（参见234条）。阳明病见此类脉必须精心观察，慎重用药，尤其脉弱而心下硬，更当虑其虚，即有一二实候，亦不可妄试（大承气汤）攻下。先以小承气汤少少微和之，令小安，至六日再增与一升，用药何等慎重。四五日、六日、六七日，观察何等周详。治大病难，治疑似病更难，病家急躁，医者粗心，未有不败事者。

四五日至六日，虽无不大便的明文，然据不大便六七日一语，则四五日至六日未大便自在言外，古文简练，读者应细玩之。

段治钧

〈注〉得病二三日，指始得病二三日也。刻下既无太阳证，又无少阳证，唯有烦躁和心下硬，而且已四五日不大便，可见里实已逐渐形成。胃有热当能食，今能食者亦即有里热，断病属阳明当不为错。治之之法不可孟浪，一是因为脉弱与阳明脉大矛盾，这是一个主要着眼点，二是心下硬也有虚的

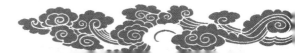

可能，即使不为虚，因只限于心下，结实还不为甚。因此，在遣方上着眼于四五日不大便，心下硬满，而用小承气汤，少少与，微和之，令刻下证小安可也。

过一天还不大便，仍以小承气汤增加点儿量，再观察之。

若迁延至六七天仍不大便，而且已不能食，里实肯定已很重，是否就可以大承气汤攻之呢？不行，得看屎是否确实已硬再做定夺。若小便少者，大便未定硬，或仅为初硬而后溏之便，此时以大承气汤攻之为时尚早，强攻则溏泄不止也。

小便利者，体液又有了相当的损失，屎定硬也，乃可以大承气汤攻之。

〈按〉烦躁一证，从里热能食来看，当为热烦，而非虚烦。此躁亦因实也。

本条可作为仲景治病周详观察、谨慎用药、辨证施治的一个很好的范例。着眼于辨屎硬而以大承气汤攻之者，即使无潮热谵语，亦必有或满、或胀、或痛之苦，否则恐非大承气汤所宜也，这是需认真体味者。

方药见第四章，迟脉的主病，"三、主实"。

又曰："太阴为病，脉弱，其人续自便利，设当行大黄、芍药者，宜减之，以其人胃气弱，易动故也。"（280）

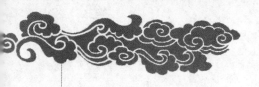

胡希恕

【释】太阴为病，本虚寒在里，故其人续自便利而脉常弱也。设若有腹满时痛，当行大黄、芍药者，则宜减量用之。因大黄、芍药宜用于胃实大便难，今胃气虚衰，不胜苦寒攻伐，故需酌减其用量。

【按】此承同书279条，腹满时痛、大实痛，非阴性病，本条与之同，并其人脉弱、续自便利，所述不外阴阳虚实交错互见的下利，仍当用芍药、大黄而减其量。若真太阴病的下利，断无行芍药、大黄的道理。

段治钧

〈注〉太阴为病，当指同书279条腹满时痛者言。但那条是太阳病经医者误下，表邪内陷，但幸而未成真的太阴病，只是腹满时痛有似于太阴者（故谓"属太阴"）。本条"太阴为病"与之同意，虽有续自便利，也不是真正的太阴病。其人脉弱，明示胃气虚衰。由此观之，病有由阳转阴趋势，所以如果还当用大黄、芍药者，宜减用量。

胃弱，收摄无力，积秽则易动无存，这是大黄、芍药宜减量用之的原因。不难推想，此时用大黄、芍药如果不减量，容易造成下利不止，所以在辨证中要特别注意。

〈按〉太阴病关乎人的生死，虚衰之人若患少阴病，则维持在表的时间甚短，极易转属太阴，而且多属危证。为了强调里虚的重要性，所以太阴死证多放在少阴篇中去讲，也是警示医家对少阴病不可轻视也。

又曰："下利，有微热而渴，脉弱者，今自愈。"（360）

胡希恕

【释】下利不渴者为里有寒，今下利而渴，为里有热甚明。身有微热而脉又弱，是邪衰而热渐退的表现，故断言曰今之下利必自愈。

【按】此述热利欲自愈的脉和证。

段治钧

〈注〉下利不渴，有寒属太阴；下利而渴，有热属阳明也。阳性病脉弱，为邪退之应。

又曰："呕而脉弱，小便复利，身有微热，见厥者，难治，四逆汤主之。"（377）

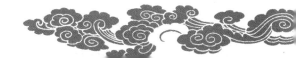

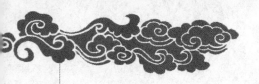

【释】胃虚有饮，故呕而脉弱。上虚不能制下，故小便复利。身有微热见厥者，寒甚于里，虚阳怫郁于外也。故知难治，只宜四逆汤主之。

胡希恕

【按】本条所述，乍看不似什么生死攸关的大证，关键就在"身有微热，见厥"六字上面。虚寒在里的阴证，厥，反而有微热怫郁在外，多属残阳欲脱之候。以是可证呕而小便复利亦不可视为痰饮水气的一般证候，此为上越下泄的虚脱形势。唯有以四逆汤温中救里，起一分胃气，便有一分生机，舍此更无别法。

〈注〉脉弱主虚。今呕而脉弱，又有厥逆，可见其虚在胃。

段治钧

小便复利，可见无停饮也。以此可证，此呕而小便复利非一般水饮在里的证候，乃胃虚中气沉衰，不能统上下的缘故。

厥而发热者须察阴阳虚实，对照《伤寒论》辨厥阴病脉证并治篇厥的论述可知，厥热往复为正邪纷争之机，热多厥少为顺候，厥多热少为逆候。热实的阳证多假寒而真热，其治较易。虚寒在里的阴证多为真寒而假热，或虚热之阳怫郁于外，或残阳欲脱，故难治。所谓难治，一是非一般止呕方所能治，二是需振胃复阳，较前者为难也。

既谓难治，又以四逆汤主之，可见唯温中救里一策也。

〈按〉此与同书247条互参，可见发热而厥辨虚实的重要性。

四逆汤方见第二章，沉脉的主病，"二、主水饮"。

《金匮要略》曰："久咳数岁，其脉弱者可治，实大数者死。其脉虚者必苦冒，其人本有支饮在胸中故也，治属饮家。"（十二，34）

〈注〉释、注，见第五章，实脉、虚脉的主病，二、虚脉主虚。

又曰："寸口脉动而弱，动即为惊，弱则为悸。"（十六，1）

〈注〉释、注，见第六章，动脉的主病，"二、主惊"。

又曰："呕而脉弱，小便复利，身有微热，见厥者，难治。四逆汤主之。"（十七，14）

〈注〉此为《伤寒论》377条在《金匮要略》中重出者。释见本章前。

又曰："下利有微热而渴，脉弱者，今自愈。"（十七，27）

〈注〉此为《伤寒论》360条在《金匮要略》中重出者。释见本章前。

第十五章 弱脉的主病

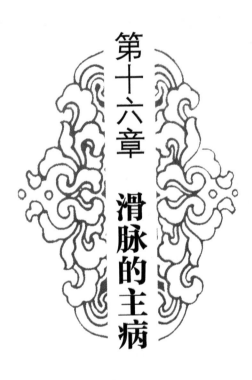

第十六章　滑脉的主病

主实、主热盛

《伤寒论》曰："伤寒脉滑而厥者，里有热，白虎汤主之。"（350）

胡希恕

【释】脉滑为里有热。伤寒脉滑而厥者，里热所致之厥，白虎汤主之。

【按】热甚于里则精气耗损，《内经》所谓壮火食气者是也。厥，即《伤寒论》335条所述的热深厥亦深之厥。

段治钧

162

〈注〉滑为邪热盛、血气奔腾之象，主邪实热盛。病起太阳伤寒，表证罢而内传阳明，故里有热。本条脉滑，同书上条（349条）脉促；本条为热厥，上条为寒厥也。

里有热而胃不实，故用白虎汤也。服白虎汤，热去则厥回。

〈按〉宜与同书335条互参。

白虎汤方

知母六两，石膏（碎）一斤，甘草（炙）二两，粳米六合。

上四味，以水一斗，煮米熟汤成，去滓，温服一升，日三服。

〈方解〉白虎汤主治后世所谓热在气分者，以汗、热、烦较甚为主，渴为次；但不是说诸症俱备才可用白虎汤。里热证，只要口干舌燥，即可放胆使用。生石膏一味，《神农本草经》谓微寒，实则大寒也。怕你用少了误事，所以才那样说。单用石膏不加粳米、甘草则易伤胃，不可不知。用此二味乃治热用寒而不为寒所伤的良法。昔时孔

伯华先生善用石膏，有的动辄半斤，故有"孔石膏"之名，亦杏林嘉誉也。若胃虚热盛、大烦渴不解者，更宜本方加人参，即白虎加人参汤。

《金匮要略》曰："下利脉反滑者，当有所去，下乃愈，宜大承气汤。"（十七，39）

胡希恕

【释】下利脉当微弱，今脉反滑者，实也，当下其实，宜大承气汤。

【按】脉但滑而不迟，虽实而犹未碍及于正，故曰"当有所去"，而不曰急下。仲景辨证大有分寸。

段治钧

〈注〉本条和同书上条（十七，38）相连属，38条以脉迟而滑立论，判断病实需急下；本条以脉但滑而不迟立论，判断病实当有所去。虽然都用大承气汤，但病情程度并不一样。可互参。

下利脉当沉或微弱，不应滑，今反滑者，实也（即病邪实，此实邪指里有积滞）。上条言脉迟而滑，脉象兼迟乃因里实甚气机受阻的缘故；本条脉只言滑而差一迟象，则表示两者里实的程度有所差别。上条结实太过，影响气机不畅而到脉迟的程度，则有可能向虚的方面转化，失之机会就不可治了，因曰急下之；本条脉滑而不迟，还没有里实到那种程度，因曰"当有所去，下乃愈"。下利而用下法治之，此即所谓通因通用也，其本质在于脉滑，实也。

方药见第四章，迟脉的主病，"三、主实"。

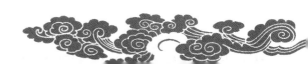

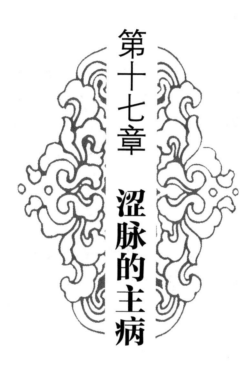

第十七章　涩脉的主病

一、主津虚血少

《伤寒论》曰："伤寒，阳脉涩，阴脉弦，法当腹中急痛，先与小建中汤；不瘥者，小柴胡汤主之。"（100）

〈注〉见第十四章，弦脉的主病，三、主寒、主水。

又曰："伤寒若吐、若下后不解，不大便五六日，上至十余日，日晡所发潮热，不恶寒，独语如见鬼状。若剧、则发不识人，循衣摸床，惕而不安，微喘直视，脉弦者生，涩者死。微者，但发热谵语者，大承气汤主之。若一服利，则止后服。"（212）

166

〈注〉见第十四章，弦脉的主病，一、主半表半里证。

《金匮要略》曰："问曰：人病有宿食，何以别之？师曰：寸口脉浮而大，按之反涩，尺中亦微而涩，故知有宿食，大承气汤主之。"（十，21）

胡希恕

【释】脉浮而大，为表里俱热，但按之不滑而涩，尺中亦微而涩，因此知有宿食，谷气不行，津血不利也，大承气汤主之。

段治钧

〈注〉脉浮而大，浮主热亦主表；大主热亦主实。统一观之，为证当属实热。然实热证之脉，脉动当往来流利，今按之（这个"按之"不是沉取，而是探察脉内血行的情况）不滑反涩，说明津血不足。脉内营血不足，又源于谷气之不布。本条谷气之不布，又是因为里有宿食（不消化的食物）影响消化吸收。尺中脉亦微而涩，主下焦津虚血少而气血不畅，这也是宿食积滞、水谷不布造成的。总之实热而津虚，因里实而成者，赶紧下其宿食则诸症得解。下其宿食之所以用大承气汤，也有急下存津的意思。

〈按〉为说明涩脉主津血虚，这里选的也是一条复合脉象。

方药见第四章，迟脉的主病，"三、主实"。

二、主湿

《伤寒论》曰："二阳并病，太阳初得病时，发其汗，汗先出不彻，因转属阳明，续自微汗出，不恶寒；若太阳病证不罢者，不可下，下之为逆，如此可小发汗。设面色缘缘正赤者，阳气怫郁在表，当解之熏之。若发汗不彻，不足言阳气怫郁不得越，当汗不汗，其人躁烦，不知痛处，乍在腹中，乍在四肢，按之不可得，其人短气但坐，以汗出不彻故也，更发汗则愈；何以知汗出不彻，以脉涩故知也。"（48）

胡希恕

【释】太阳病传里而发阳明病，若太阳病证仍未罢者，即谓二阳并病。此由于初得太阳病时发其汗，虽汗先出，但病未除，反亡津液，因而传里转为阳明病。阳明病多汗，故不断微汗出，但发热而不恶寒。阳明病本当下，若太阳病不罢者，则不可下，下之为逆。如此可小发汗，先解表，后再议下。

假若其人无上述症状而只面色缘缘正赤者，乃阳气怫郁在表，是不得小汗出的缘故，与阳明病无关，当以小发汗的方药解之，或以药熏之。

若发汗不彻底的表实证，既无关于阳明病，更不足以言"阳气怫郁不得越"的轻证。当汗不汗，故其人烦躁不宁，一身尽痛，漫无定处，或乍在腹中，或乍在四肢，但按之不可得。邪气不得越于外而壅

于上，故其人短气，但坐。此皆由于汗出不彻所致，更发其汗则愈。何以知为汗出不彻，以其体液充斥，血行受阻，脉涩滞而不流畅也。

【按】本条可做以上三段讲。谓二阳并病，只指第一段，二、三两段均不关乎阳明病，当然亦非并病。三段均言治法而未出方。第一段因有先发其汗，当以桂枝汤治未解的太阳病，表解后，视情况乃可以下法治阳明病；第二段当于桂枝麻黄各半汤或桂枝二麻黄一汤等小发汗方中求之；第三段以大青龙汤发汗，以其不汗出而烦躁也。

段治钧

〈注〉第一段乃二阳并病。二阳，指太阳、阳明。并病者，一种病未罢，另一种病并而发生，也叫转属。此处是指太阳病未罢而并发阳明病。

太阳病初得时，先发其汗，汗出但病未除，反亡津液，因而转属阳明。这种情况一是因汗不得法（例如不是微似汗，而是大汗淋漓），一是法无误，而病本身向里发展。续，连续，即不断地自汗出。这种自汗出不是大汗，而是微汗不断，加之恶寒证已无，可见表热已转为里热，只是程度不甚而已，但阳明病已出现。阳明病本可下之，但如果仍有太阳证在，则不可用下法。下法应用于大热、大汗、大实、大满之证，这个时候还没到那种程度，用下法徒伤津液，且表热更趋于内陷而加重向里的传变。这种情况可小发其汗，当以桂枝汤先解表，后再议下。

怫郁即郁结的意思。阳气怫郁在表，即热郁在表。此与同书23条桂枝麻黄各半汤证"面色反有热色者"意相同，乃郁热在表而未内传，属表郁而非阳明，亦非并病。其治疗当以小发汗法，古时以熏蒸以接汗的方法。解之，未出方，当为桂枝麻黄各半汤类。

若汗出不彻，还会发生下述情况的表实证（既不关阳明病，又不是二阳并病，也不是阳气怫郁在表的轻证），临床当汗不汗，或病重药轻而汗出不彻则发此证，这种情况表实是较严重的。欲汗不能或发汗不彻则表不解，就烦躁得厉害。觉得哪儿都痛，但又不知痛在哪儿，是形容烦躁而非真痛也。气不旁达则短气以息，只能坐着，躺下更难受（也是由于烦躁）。以上都是汗出不彻所致，更发其汗即得治。以意测之，当用大青龙汤。

何以知汗出不彻？以脉涩故也，这是以脉论因的自注句。此脉涩，如胡老所释，因汗出不彻底，仍体液充斥致血行受阻，故脉涩滞而不流畅也。此脉涩主湿。

三、主亡血

《伤寒论》曰："下利，寸脉反浮数，尺中自涩者，必清脓血。"（363）

胡希恕

【释】下利为病在里，脉当沉，今脉反浮数，乃热邪亢盛之象。涩主亡血，尺中自涩为亡血失于下之应。下利见此脉，故知便脓血也。

【按】此热利便脓血的脉证。

段治钧

〈注〉下利为病在里，脉当沉。若为阴寒下利，脉当沉迟。若为热利，亦当沉数。今脉不沉而浮，不迟而数，且见于寸上，一说明此非阴寒下利，是热利；二说明下利伤津，内里津液虚而热邪亢盛于外。

热盛使血妄行，不循常道而随大便下，故便脓血。亡血者脉涩，因失血在下焦，故尺中涩也。

〈按〉尺中涩为复合脉。在本条主下焦亡血，亡血则血虚，按说将其置于本章"一、主津虚血少"中亦可。单列一节置于此，是为说明此涩脉主血虚，乃全由失血而得。

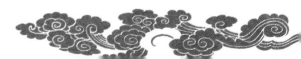

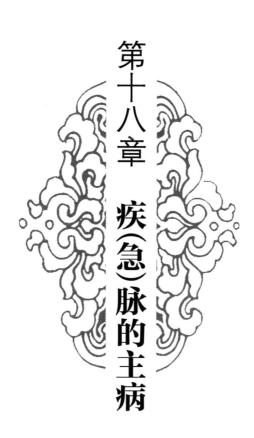

第十八章　疾（急）脉的主病

一、主邪热盛

《伤寒论》曰："伤寒一日，太阳受之。脉若静者，为不传；颇欲吐，若烦躁，脉数急者，为传也。"（4）

胡希恕

【释】伤寒病得之第一天，大都要发作太阳病的。脉若静而不数急，则不至于传于里或半表半里。若病人颇有欲吐和烦躁不宁之证，而脉又数急者，提示病正在发展变化，为必传之候。

【按】病常自表传于半表半里，亦常自表而传于里，此即称之为病传。

段治钧

172

〈注〉颇欲吐，即伤寒呕逆之证不解，此为病向内之机已萌；烦躁，为内热之象已生。数为快，急为更快，脉数急者，交感神经兴奋，心搏加速也。这都是病向里传的征兆。

〈按〉本条述伤寒传变之脉证。《素问》之"经各一日，至厥阴六日"，乃推之于理者，未必尽符于事，只有合之于事者才无不尽合于理也。

疾（急）为数甚之脉，可把本条视为单象脉主病的示例。

又曰："阳明病，谵语、发潮热、脉滑而疾者，小承气汤主之。因与承气汤一升，腹中转矢气者，更服一升；若不转矢气者，勿更与之。明日又不大便，脉反微涩者，里虚也，为难治，不可更与承气汤也。"（214）

胡希恕

【释】同书下条（215条）曰："阳明病，谵语，有潮热，反不能食者，胃中必有燥屎五六枚也。若能食者，但硬耳，宜大承气汤下之。"同书256条曰："阳明少阳合病……脉滑而数者，有宿食也，当下之，宜大承气汤。"《金匮要略·腹满寒疝宿食病脉证并治》曰："脉数而滑者，此有宿食，下之愈，宜大承气汤。"本条无论证或脉均宜大承气汤，谓小承气汤主之可疑。尤其"因与承气汤一升"以下为文更不可理解，其中必有错简，故不释。

段治钧

〈注〉阳明病，谵语，发潮热，乃屎已成硬的大承气汤证。滑，为邪盛热实之象。疾为数之甚，主邪热剧。

〈按〉谵语、潮热、屎已成硬；脉滑而疾，或有宿食。本宜大承气汤，今以小承气汤主之，造成后人辨证疑惑。临床遇此脉证，余即用大承气汤，不曾有误。

诸家对本条为文虽有争议，但对脉滑而疾主邪热盛是无疑的。

本条选的是一条兼象脉。

方药见第四章，迟脉的主病，"三、主实"。

二、主虚

《伤寒论》曰："衄家，不可发汗；汗出必额上陷、脉急紧、直视不能眴、不得眠。"（86）

胡希恕

【释】衄家亡血于上，服发汗药后上体部，特别头部更易汗出，致津血益少。血不充于面则额上陷。血不足以营养目，故直视不能眴。心血不足，故烦躁不得眠，

脉急紧。

段治钧

〈注〉衄家，久病衄血（鼻子经常出血）的人。

额上陷，额头部位皮肉瘪缩。

脉急紧，脉动加快的意思，即脉数急。汗出夺血，

血供不足而心跳加快代偿之。可见此急脉主虚（血虚）。

直视不能眴，两眼不能闭合，眼珠不能动。

不得眠，指烦躁不得眠。

〈按〉本条在《金匮要略》（十六，4）中又重出，于本节对原文不再复录。

疾脉在两书中只有上述一条单象脉主病的条文，因此又选以上两条兼象脉来说明疾脉的主病。

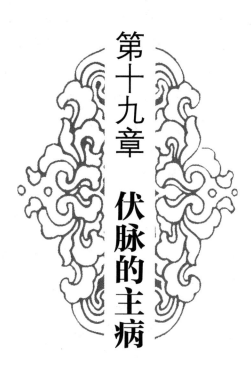

第十九章 伏脉的主病

一、主里

《金匮要略》曰："发其汗已，其脉如蛇，暴腹胀大者，为欲解。脉如故，反伏弦者痉。"（二，8）

胡希恕

【释】发汗已者，谓同书所述的刚痉，以葛根汤发其汗后也。其脉如蛇者，谓脉按之有缓曲如蛇行状，而不紧如弦直上下行也。暴腹胀大者，为表解冲气已，水气趋于下也，故在痉病为欲解。若脉如故，甚或反伏弦者，则病已传里，痉未已也。

段治钧

176

〈注〉本条接同书（二，1）刚痉的为证。刚痉无汗，脉紧如弦（水分充斥），直上下行。上之刚痉依法治疗发汗后，体表、脉内水分被夺，其脉就不那么紧了；同时气上冲也得以缓解，故津液得下则腹突然胀大，这是刚痉欲解的现象。如果脉还是紧弦如故，而且脉还极沉（伏），这是病已由表传里，更深了一层，痉病是不会好的。

病入里后，脉反伏弦，此脉伏主里，弦主水。

这里选的是一条喜象脉。

二、主虚

《金匮要略》曰："……诸积大法，脉来细而附骨者，乃积也……"（十一，20）

胡希恕

【释】积者属脏，无时不在而不移其处，积病难治。诸积大法者，谓诊积之大法也。积之所在气血难通，故脉来细而附骨（伏）。

段治钧

〈**注**〉此伏细之脉主在里而虚也。（参见本书总论"三部的应病规律"）

〈**按**〉以上两条均选的是伏的兼象脉，以探讨对伏脉主病的认识。

三、主水

《金匮要略》曰："病者脉伏，其人欲自利，利反快，虽利，心下续坚满，此为留饮欲去故也，甘遂半夏汤主之。"（十二，18）

胡希恕

【**释**】脉伏为沉之甚，同书本篇（十二，10）（见第二章沉脉的主病，二、主水饮）有"脉沉者有留饮"，此亦病深水剧也。其人欲自利，下利反觉痛快。不过虽利而心下续坚满，此为水饮欲去而不能自去也。甘遂半夏汤主之。

【**按**】由心下坚满观之，颇似对肝硬变腹水证治的说明。曾以本方治一肝癌并发腹水的患者得奇效，但终未救其死。至于肝硬变腹水，用甘遂剂的机会不多，宜注意。

段治钧

〈**注**〉脉沉主里，亦有时主水饮；伏脉为沉之甚，在本条亦主里、主水，且证情较重。

"其人欲自利，利反快"，此亦人的自然良能，机体欲以自利的方式排水毒于体外，但由于良能有限，需仰药达之也。

甘遂半夏汤方

甘遂（大者）三枚，半夏十二枚（以水一升，煮取半升，去滓），芍药五枚，甘草如指大一枚（炙）。

上四味，以水二升，煮取半升，去滓，以蜜半升，和药汁煎取八合，顿服之。

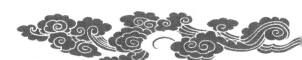

〈**方解**〉甘遂、半夏，下水逐饮，芍药、甘草，缓急止痛。合以蜜煎解药毒，并亦安中养正。本药不可屡用，以毒药不利于肝也。

又曰："夫水病人，目下有卧蚕，面目鲜泽，脉伏，其人消渴。病水腹大，小便不利，其脉沉绝者，有水，可下之。"（十四，11）

胡希恕

【**释**】目下如有卧蚕状，面目鲜泽者，为病水的征象；脉伏者，为病水的脉应；其人消渴者，水不化气也；病水腹大，即腹水。小便不利为病水之因，其脉沉绝，即沉极而伏的脉，此为有水，可下之。

【**按**】此赅正水、石水而言者，可下之，谓腹水实者可下之，不是说凡腹水均可下之。

178

段治钧

〈**注**〉本条是可下之水证的一个示例。主证是病水在腹而腹大（即腹水），小便不利而口渴。因小便不利，则水的循环、代谢不正常，因此也不能被正常地消化吸收而生津化气，故口渴。均为实证，故可下。目下卧蚕（即下眼睑肿胀如卧蚕），面泽，水泛于上的为证，也是水病常见的要证。

〈**按**〉本条渴而小便不利，与五苓散证当鉴别。彼为表阳证兼水不化气；此为里实蓄水。

又曰："寸口脉沉而迟，沉则为水，迟则为寒，寒水相搏。趺阳脉伏，水谷不化，脾气衰则鹜溏，胃气衰则身肿。少阳脉卑，少阴脉细，男子则小便不利，女子则经水不通；经为血，血不利则为水，名曰血分。"（十四，19）

〈**注**〉见第十一章，细（小）脉的主病。

〈**按**〉趺阳脉伏，应算是一条与部位相结合的复合脉。

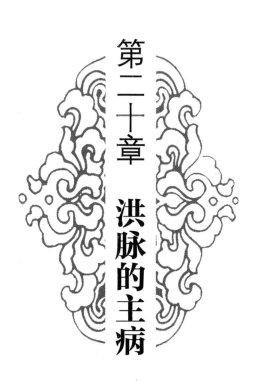

第二十章 洪脉的主病

主大热、邪实

《伤寒论》曰："服桂枝汤，大汗出后，大烦渴不解，脉洪大者，白虎加人参汤主之。"（26）

胡希恕

【释】服桂枝汤不得法而致大汗出，由于津液大量亡失以致胃中燥，因而大烦渴不解，加之脉洪大，热盛于里，故以白虎加人参汤主之。

段治钧

180

〈注〉大烦渴，渴之甚。因渴而烦。

脉洪大为大而实的兼象脉，故主邪盛、大热。

〈按〉由同书25条和本条观之，服桂枝汤不如法以致大汗出，既可留表而成"病必不除"、热仍在表的桂枝汤证，又可传里而成热盛伤津的白虎加人参汤证。药虽对证而用法不当，亦往往误事，医家病家均不可等闲视之。

25条有入少阳之势，本条已入阳明之机。

方药见第一章，浮脉的主病，"一、主表"。

《金匮要略》曰："问曰：病腹痛有虫，其脉何以别之？师曰：腹中痛，其脉当沉若弦，反洪大，故有蛔虫。"（十九，5）

胡希恕

【释】腹中痛，其脉当沉，若弦，讲的是小建中汤证"其脉弦，法当腹中急痛"，这里的"若弦"，即或者沉，或者弦。如果脉反洪大，那么说明这个腹痛是有蛔虫的缘故。这个脉与一般的腹痛脉是不一样的。

段治钧

〈注〉腹中痛多寒，其脉当沉或弦，今脉洪大，故知有蛔虫。限于旧时卫生条件差，人多有蛔虫。蛔虫为患邪实甚彰，故当沉弦之脉反洪大以应之，这也是病急的反映。

〈**按**〉仲景书原文中没有洪脉单象脉主病的条文，兹举以上两条兼象脉的辨证，以说明洪脉的主病。中医论脉，谚云：大附于洪，小与细同。因其相近，姑以释之。

第二十章 洪脉的主病

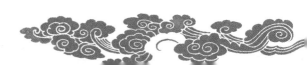

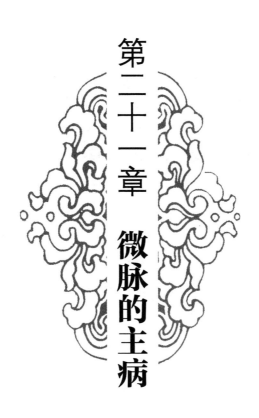

第二十一章　微脉的主病

主正衰、气血俱虚

《伤寒论》曰："太阳病，下之后，脉促胸满者，桂枝去芍药汤主之。若微，恶寒者，桂枝去芍药加附子汤主之。"（21，22）

〈注〉释、注，见第七章，促脉的主病，"一、主表"。

又曰："伤寒十三日，过经，谵语者，以有热也，当以汤下之。若小便利者，大便当硬，而反下利，脉调和者，知医以丸药下之，非其治也。若自下利者，脉当微，厥，今反和者，此为内实也，调味承气汤主之。"（105）

胡希恕

【释】伤寒十三日，病已传里为阳明病。发谵语者，因为里有实热也，当以承气汤下之。阳明病，若小便利者，大便当硬，今其人反而下利；阳明脉大，今脉反调和。因此可知医必以丸药下之。因治之不当，不但病未解，而且有以上脉证发生。若真里虚自下利者，则脉当微而手足当冷。今反和者，则利非自利。谵语自属内实。以调胃承气汤下之。

段治钧

〈注〉伤寒十三日，如同书104条，病当传里入阳明之期。

过经，即传变过于他经，指传里为阳明病。谵语，即说胡话、妄言，因大便燥结、里热盛，涉及神识所致，经文自注云"以有热也"。此时下法为正治，应以汤药而不宜丸剂，因需祛热祛实，宜急不宜缓，尤其巴豆类丸药更属非法。

里实热证，热斥小便于外，大便应燥结而硬，今反而有下利；阳明病应脉大，今脉反而调和。这是医者以丸药下之的缘故，非其治也。因非其治，里热亦不得去。

上句的"反下利"也不是太阴病的自下利，因为里虚的自下利脉当微，手足当逆冷，今脉反调和，四肢亦不厥，故知非阴虚的自下利。由此句和上句可知，本条下利乃阳明病用丸药误下的坏病，而谵语属里热内实所致。

〈**按**〉本条的治疗，未以丸药下之前（无下利）和以丸药下之后（遗有下利），都是里热内实之证，均当以调味承气汤治之。我们学习本条，应知脉证矛盾时，需找到原因而选择适证的治疗方法。

本条重点是说明里热实证，小便利者大便当硬，而其人反下利的原因；同时以微脉的脉象来对比此下利与太阴病自下利的重要区别。

按其脉证，本不应放于本章本节。因论中有"若自下利者，脉当微，厥"这个对比句，也就是说，若反相观之，脉微而厥的自下利者，为虚寒在里的阴证，调味承气汤当然不可与之也。为广求微脉主病的应用，也为了多一点探求读仲景书的方法，故选之。

调胃承气汤方

大黄（去皮，酒洗）四两，甘草（炙）二两，芒硝半升。

上三味，以水三升，煮取一升，去滓，内芒硝，更上火微煮，令沸，少少温服之。

〈**方解**〉调胃承气汤虽用硝、黄，但因有甘草，下之力大减，专以调胃去实，使诸症得治。如用本方治胃不和的谵语，则少少与之微和胃气，不可令大泄下。

又曰："**伤寒吐下后，发汗，虚烦，脉甚微，八九日心下痞硬、胁下痛、气上冲咽喉、眩冒、经脉动惕者，久而成痿。**"（160）

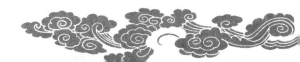

胡希恕

【释】太阳伤寒吐下本属误治，其表不解则气上冲，其人心下素有饮邪，更伴饮逆诸症（即苓桂术甘汤的前三症：心下逆满、气上冲胸、起则头眩）。此再发其汗，更属误治，徒亡津液，病必不除。其人虚烦，脉甚微，即津血亡失的结果。经此吐、下、汗连续误治，中气（胃气）为虚，客邪夹饮而上逆，故心下痞硬、胁下痛（水气攻冲）。血虚又复饮逆，故其人眩冒。表不解，则气上冲咽喉。经脉动惕者，同书67条"发汗则动经，身为振振摇"的互词。此病久不治，必肢体失用而成痿。

【按】此乃67条苓桂术甘汤证的重出，于发汗后的变证又详加说明，并提出久而成痿。水毒为害以至于此，又哪得轻视之！本条应放在苓桂术甘汤条之后。

186

段治钧

〈注〉太阳病伤寒证，吐下已是误治，吐下后复用汗法，更是误治，于是变证蜂起。

虚烦，脉甚微，乃连续误治、津血亡失的结果。虚烦是水停热不去。

久而成痿，坏病迁延日久，肢体痿废不用。

〈按〉本条乃吐、下、汗后津液虚竭而局部尚有蓄水之证。脉外无阳，脉内无阴，初则动惕，久而成痿。本病治当首辨阴阳，阴证可选真武汤，阳证可选苓桂术甘。苓桂术甘汤证与本条病机相同而症状稍异：彼为发汗则动经、身为振振摇，此为经脉动惕、虚烦；彼为脉沉紧（发汗前），此为脉甚微（发汗后）。

又曰："少阴病，脉微，不可发汗，亡阳故也。阳已虚，尺脉弱涩者，复不可下之。"（286）

胡希恕

【释】少阴病，寸脉甚微者为津液虚于外，不可发汗。亡阳即无阳。若尺脉弱涩者，为血不足于里，更不可下之。

【按】由后文的尺脉弱涩可知，前文的脉微当是寸脉微，故解如上。同书281条"少阴之为病，脉微细"与本条的脉微大有区别，彼是浮取之微而细，此为但微而不细。少阴病脉微者绝不可发汗，此于治疗甚关重要，不可不辨。

段治钧

〈注〉少阴病脉微细为表阴证，故少阴病提纲中的脉微细者当指浮取而言。本条连细都不显，而但微，可见津液虚极，是正气甚衰也。少阴病提纲中的脉微细是相对太阳病的脉而言，本条之脉微不限浮取，当类似"脉微欲绝"也。此时正气已全无向外与邪抗争的能力，当然不可再予发汗。

津液属阳，亡阳即无阳的意思（津液虚），又血少。

尺脉主里，弱为气虚，涩主血少。综合观之，里虚血不足，故不可下。

〈按〉参阅同书285条，则本条又是一种少阴病不可发汗的情况，同时说明复不可下。下法对表阳证都为逆，不可擅用，表阴证（少阴病）更当禁用。若遇大便难时，只可适情用润导之法，万不可吃泻下之药也。

又曰："少阴病，下利，脉微者，与白通汤利不止、厥逆无脉、干呕、烦者，（白通汤加猪胆汁汤主之——原文）通脉四逆加猪胆汁汤主之。服汤，脉暴出者死；微续者生。"（315）

胡希恕

【释】少阴病，下利，虽如同书314条所述，宜白通汤主之，但脉微者为亡阳也，则不可发汗。今下利而脉微，故不可与白通汤。若误与之，则不但利不止，且必

致厥逆无脉、干呕、烦等虚脱的恶候，须以通脉四逆加猪胆汁汤主之。服药后，若脉暴出者，乃烛欲息焰反高的凶兆，故主死；脉微续而出者，为生气渐复，故主生。

【按】白通加猪胆汁汤主之，当是通脉四逆加猪胆汁汤主之，可能传抄有误宜改之。

成无己注谓"服汤利不止，厥逆无脉，干呕烦者，寒气太甚，内为格拒"云云，后之注家多宗其说，均谓不是白通汤药有所误，而是阴寒之极，初服热药反而格拒，见利不止、厥逆无脉、干呕而烦，宜热因寒用之法，白通加猪胆汁汤主之。吾早年也信其说，经长期的研究，乃知其非，现将观点略述于下。

白通汤的葱白为一辛温发汗药，伍以姜、附，与麻黄附子甘草汤、麻黄附子细辛汤的配伍大意同，虽主证有所出入，均属少阴病的发汗方剂是毫无疑问的。诸家为了自圆其说，谓葱白通阳，或谓能升下陷的阳气，而避言其发汗作用，因而妄谓白通汤温中回阳的作用比四逆汤、通脉四逆汤等更为有力，这是与事实不符的。通脉四逆之所以能治四逆汤证阴寒更剧者，是由于增加了姜、附用量。白通汤的姜、附用量还不及四逆汤，更不用说通脉四逆汤了，何况发汗的葱白对于虚寒甚于里的阴证势在必禁。试看下利清谷、四肢厥冷、脉微欲绝等阴寒重证，均用无葱白的四逆汤和通脉四逆汤，而无一用有葱白的白通汤即其明证。葱白通阳无可非议，不过通阳是通气以致津液，即发汗也，名为白通汤即取意于此。314条的少阴病下利，白通汤主之，乃下利而同时有少阴病的外证，所谓表里合病之属，其用白通汤与太阳阳明合病而下利者用葛根汤是同样的治疗手段，只是阴阳有别、用药不同罢了。

本条的少阴病下利虽与上条证同，"脉微者"三字岂无关紧要！"少阴病脉微，不可发汗，亡阳故也"，本章前有明文（见同书286条）。白通汤既为发汗剂，上之314条"少阴病下利，白通汤主之"当然是脉不微者。今下利而脉微，故不可与白通汤。若强与之，则利必不止，并由于误汗，更致厥逆无脉、干呕而烦的虚脱证候。诸家只看到方中臣药姜、附的温中，而忽视了主药葱白的发汗，又把前后两条误为同证，因而说不是药有所误，而是因证极阴寒，服热药而反格拒云云。详审服药前后为证悬殊，后者明明是误治的虚脱坏病，故有脉暴出者死，脉微续者生的预言。猪胆汁虽有治呕烦作用，加于白通汤发汗剂，势必益其虚脱而速其死亡。厥逆无脉，只有通脉四逆一法，猪胆汁亦只宜加于通脉四逆汤始较合理，故谓白通加猪胆汁汤当是通脉四逆加猪胆汁汤之误，宜改之。为便于参考，仍将白通加猪胆汁汤方照录于后，以兹鉴别比较。

段治钧

〈注〉少阴病，下利，少阴太阴合病也。

"脉微者"，是本条辨证的关键。少阴病脉微细，是相对表阳证而言的。和少阴证相比，里阴证的脉当更微，虚而无力。少阴太阴合病，可不可以发汗？同书上条（314）可以白通发汗者，则是脉不微（或不是甚微）；本条明言脉微，当是不可发汗，此即同书286条所示"少阴病，脉微，不可发汗，亡阳故也"。若正气极不足而到脉微欲绝的程度，则更不可发汗。

与白通汤，行文本身即是否定的意思。如果与白通汤是对的，依仲景书惯例，必曰"宜白通汤"或"白通汤主之"。此时经文有不以为然的语气在内，显是误治。

利不止，厥逆无脉，干呕烦者，是误治的结果。发汗更伤津液和阳热，里阴寒愈甚，因而利不止、四肢厥逆而无脉。因此时尚有生机，正仍欲与邪争，故烦且呕。正因为有此一证，仍可抱一线希望，选适方以治之。

虚寒越重，越要加重姜、附用量，故以通脉四逆加猪胆汁汤主之，而断非白通加猪胆汁汤也。

服汤脉暴出者，即服药后脉突然而至，回光返照之象，死期至矣。若脉逐渐地恢复，则是阳气渐复的吉照，故曰"微续者生"。

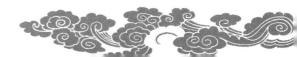

通脉四逆加猪胆汁汤方

甘草（炙，洗）二两，干姜三两（强人可四两），附子（生，去皮，破八片）大者一枚，猪胆汁半合。（《金匮玉函经》为四合）

上四味，以水三升，煮取一升二合，去滓，内猪胆汁，分温再服，其脉自来，无猪胆，以羊胆代之。

〈方解〉前三味曰通脉四逆汤，即四逆汤增姜、附用量者，再加猪胆汁。治四逆汤证阴寒剧甚而脉微欲绝或无脉者。胆汁为苦味亢奋药，有强心解烦作用。加于通脉四逆汤，治通脉四逆汤证心衰益甚、呕而烦躁者。

附方

白通加猪胆汁汤方

葱白四茎，干姜一两，附子（生，去皮，破八片）一枚，人尿五合，猪胆汁一合。

上五味，以水三升，煮取一升，去滓，内胆汁、人尿，合令相得；分温再服。若无胆汁，亦可用。

又曰："少阴病，下利清谷，里寒外热，手足厥逆，脉微欲绝，身反不恶寒，其人面色赤；或腹痛，或干呕，或咽痛，或利止脉不出者，通脉四逆汤主之。"（317）

胡希恕

【释】少阴太阴并病。下利清谷，手足厥逆，证属里寒。身反不恶寒，其人面色赤，属外热。脉微欲绝，为极虚欲脱之应。此里寒为真寒，外热为虚（假）热，即所谓无根之虚火上泛者是也。或以下均为客证，不问其有无，均宜通脉四逆汤主之。

段治钧

〈注〉前半段为通脉四逆汤的主证。虚极，则脉微欲绝。里寒甚，则无以腐熟消化水谷，故下利完谷不化。阴阳不顺接，远端循环滞涩，故手足逆冷不温。少阴表证以恶寒为常，今不恶寒，故谓之"反"。其人面色不青白而赤，即阴寒极于里，虚阳格于外之谓也，为假热的表象。

寒水之气迫于里则腹痛，迫于上则干呕，虚热上炎则咽痛，津液虚竭无可利，则利止脉不出。凡此种种，皆因里虚寒过甚也。

下利清谷，手足厥逆，虽有表证，亦只宜四逆汤先救其里。今脉微欲绝，四逆汤已不中与之，通脉四逆汤主之也。

191

通脉四逆汤方

甘草（炙）二两，附子（生用，去皮，破八片）大者一枚，干姜三两（强人可四两）。

上三味，以水三升，煮取一升二合，去滓，分温再服，其脉即出者愈。

〈方解〉此于四逆汤增姜、附用量，治四逆汤证阴寒剧甚而脉微欲绝或无脉者。

〈按〉阴寒剧，甚至脉微欲绝或无脉者，虚脱之为候也，非此不足以治之。本方之用，以脉微欲绝或无脉为要证。阴寒重证见此脉者，用之当验。方后加减法不尽可信，故去之。

又曰："伤寒脉微而厥，至七八日肤冷，其人躁无暂安时者，此为脏厥，非蛔厥也。蛔厥者，其人当吐蛔。今病者静而复时烦者，此

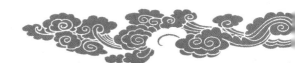

为脏寒，蛔上入其膈故烦，须臾复止。得食而呕，又烦者，蛔闻食臭出，其人常自吐蛔。蛔厥者，乌梅丸主之。又主久利。"（338）

胡希恕

【释】伤寒脉微而厥者，津虚血少也。至七八日肤冷者，胃气已衰，营气绝于外也。其人躁无暂安时，虚极欲脱也。以上为脏厥，非蛔厥也。蛔厥者，其人当自吐蛔，而且病者静，不似脏厥的躁无暂安时也。其所以复时烦者，以胃中寒，蛔被寒迫上入其膈，但须臾即止。得食而呕，复烦者，以蛔闻食臭出，其人当自吐蛔也。蛔厥者，乌梅丸主之。

【按】脏厥者，为脏衰竭而厥也，多死，故未出方。但本条主述是蛔厥的证治，此厥属厥阴病甚明。蛔厥只是脏中有寒，脏器并未至衰竭，故可治。不过此所谓脏，当指胃。胃气不振则精气不生，阳热不充于四末则作厥矣。又治久利，当是方后语，《金匮玉函经》无此四字。

段治钧

〈**注**〉本条主述两种手足逆冷的厥证。二者都是寒厥，一为脏厥，一为蛔厥，一不可治，一可治，一未出方，一乌梅丸主之。二者预后吉凶差之甚远矣。

脏厥，伤寒病的后期脉微而厥，虚寒已甚也。七八日肤冷（不只四肢逆冷），病势益进且体肤俱冷。躁无暂安时（只躁不烦，无阳也），胃气将绝，凶候也。古人只言脏不言腑，此处的脏当指胃。

吐蛔说明胃寒，因胃寒而虚，所以四肢厥逆。时烦与复烦者，因为蛔扰，非热烦也。蛔动则烦，蛔不动则不烦，病人也就安静无所苦。吐蛔是常有之事，但并非必有之事，过去卫生条件差，人腹内常有蛔虫之故。

又主久利者，虽为方后语，但利久而陷于厥阴证者用之确有效。

192

乌梅丸方

乌梅三百枚，细辛六两，干姜十两，黄连十六两，当归四两，附子（炮，去皮）六两，蜀椒（出汗）四两，桂枝（去皮）六两，人参六两，黄柏六两。

上十味，异捣筛，合治之。以苦酒渍乌梅一宿，去核，蒸之五斗米下，饭熟捣成泥，和药令相得。内白中，与蜜杵二千下，丸如梧桐子大。先食饮服十丸，日三服，稍加至二十丸。禁生冷、滑物、臭食等。

〈方解〉乌梅，酸涩温，为助酸剂。清凉解热、生津杀虫，有收敛作用。除热烦满，安心敛肺，涩肠。主下利、口干好唾、汗出久利。

蜀椒，辛温，有毒，为燥湿辛辣健胃剂。温中下气，逐骨节皮肤死肌。主邪气咳逆、寒湿痹痛，杀虫。

黄柏，苦寒，解毒消炎药，兼有健胃、防腐及收敛血管的作用。祛火消炎，治黄疸，止泄利。主目赤红肿、口鼻生疮及一切化脓性炎症。

本方以乌梅为主药。方中黄连、黄柏不但可除热解烦，且苦寒，具收敛性，又可止痢。姜、附、辛、椒温中祛寒。桂枝降其冲气（得食而呕也是上冲的一种）。人参健胃，当归养血，合用以补气血。蜀椒逐寒湿痹痛，杀虫。乌梅下气除烦，杀虫。妙在乌梅渍之以苦酒（即食醋），大酸大敛，既生津止渴，又固脱止泻，制辛温之太过。此方治蛔厥上虚热、下沉寒，见心下痞硬，气上冲胸，心中烦热，渴欲饮水，或呕逆，或下利者。

〈按〉乌梅丸证寒热并举、阴阳互见、虚实交错，符合厥阴病变化多端的特点。因乌梅偏于酸，是为固脱止泻之治剂。酸苦、辛苦并用，亦驱蛔的妙制。

又曰："伤寒六七日，脉微，手足厥冷、烦躁，灸厥阴。厥不还

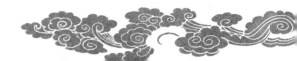

者，死。"（343）

胡希恕

【释】伤寒六七日已内传厥阴，脉微，手足厥冷，烦躁者，即同书 338 条脏气欲绝的脏厥也（本章上述）。以未至肤冷、躁无暂安，还可灸厥阴治之。若厥仍不还，则胃气已败，故死。

【按】仲景未言灸何穴，或谓宜灸太冲，其为厥阴脉之所主，在足大趾、二趾间后二寸陷中，灸三壮。是否，存疑待考。

段治钧

〈注〉伤寒六七日者，指伤寒病已至阴性病阶段，内传为厥阴证。

脉微、手足厥冷、烦躁，非少阴表证；无呕、哕、利，非太阴证，可见为半表半里的厥阴证也。与同书 338 条意同（本章上述），为脏厥，但未至营卫已绝于外的肤冷，其躁亦未至无暂安时，虽以躁为主，但有烦，故较前之脏厥为轻也。

此较前之脏厥为轻，故可治之以灸法。在针灸学中，太冲属足厥阴肝经，以厥阴病而附会取之，亦未可知也。其实伤寒论的厥阴病非单指针灸学的肝之经脉也。

厥不还者，厥不回止的意思，即治后厥逆不止。此胃气已败，故死。

〈按〉三阴病，死证多在太阴，由本条可知，阴性病在半表半里，只若阴极阳绝、厥不还者，亦可有死证也。

又曰："恶寒、脉微而复利，利止，亡血也。四逆加人参汤主之。"（385）

胡希恕

【释】恶寒，脉微而复利者，谓霍乱吐利止后，恶寒脉微而复下利也。利止，即霍乱的吐利止。亡血，谓霍乱吐利中体液耗泄过甚。吐利虽止，胃气未复，津血大

194

虚也。以是则恶寒脉微，今又复利，宜四逆加人参汤主之。

【按】本条是述霍乱吐利之后恶寒，脉微不去，复又下利者，即同书384条所谓"本是霍乱，今是伤寒"者是也。384条云"本呕吐下利者，不可治也"，而此又谓四逆加人参汤主之，前后颇似矛盾，其实不然。盖前条脉微涩，而此只脉微而不涩，虽云亡血，但手足不厥逆，亦不下利清谷，当未至虚竭死候，正补充前文。霍乱吐利后复转太阴下利者，虽多不可治，但亦有四逆加人参汤证，不可不知。

〈注〉本条出自同书"辨霍乱病脉证并治"篇。恶寒，脉微而复利，是384条"本是霍乱，今是伤寒……转入阴必利"的简词，即霍乱吐利止后转属太阴，复又下利而恶寒脉微者，属病向坏的方面发展的趋势。

段治钧

利止，是霍乱吐利已止的意思，不是说转属太阴复利，其后利又止。亡血也，因霍乱吐利过甚而津血大虚的意思。

霍乱利止，转属太阴而复利，虽属凶险，但脉微而不涩，恶寒而不厥，复利而不下利清谷，未至虚竭而不可治的死候，因此还有四逆加人参汤主之一法。恶寒、脉微、下利，应用四逆汤，因津伤太过，故加人参补中，以加强胃的恢复。

四逆加人参汤方

甘草（炙）二两，附子（生，破八片）一枚，干姜一两半，人参一两。

上四味，以水三升，煮取一升二合，去滓，分温再服。

〈方解〉此于四逆汤加补中益气的人参，治四逆汤证心下痞硬而津血虚者。

〈按〉阳性病有白虎汤加人参以健胃复津，阴性病亦然，有四逆

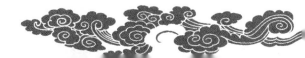

汤加人参者。

又曰："既吐且利，小便复利而大汗出，下利清谷，内寒外热，脉微欲绝者，四逆汤主之。"（389）

【释】既吐且利，小便当不利。今小便复利而大汗出者，则津液亡失于上下内外。胃虚多寒，故下利清谷。津耗血少，故脉微欲绝。内寒外热者，亦与同书 388 条相同，有发热恶寒的表证也。因脉微欲绝，虚脱已甚，虽有外邪，法当救里，四逆汤主之。

胡希恕

【按】本条和同书 388 条均论述霍乱吐利、津液虚脱的阴寒重证。乘其生机未至断灭，急以四逆辈温中逐寒，胃气振则吐利止，谷气布，津血生矣。本条属虚脱重证，用通脉四逆汤较四逆汤更为合宜，读者试探讨之。

〈注〉吐、利、汗出、发热恶寒（本条谓内寒外热），与 388 条同。不同者，本条增小便复利、下利清谷、脉微欲绝，而无 388 条的四肢厥逆。吐、利、汗出、小便复利四者相合，津液亡失较 388 条更甚，尤其里虚寒已至下利清谷，失津亡血而至脉微欲绝。因此，胡老按曰"此更宜通脉四逆汤"。

段治钧

〈按〉如果本条与同书 317 条互参（见本章前释），因无四肢厥逆，所以不用通脉四逆，而以四逆汤主之，亦有理也。

方药见第二章，沉脉的主病，"一、主里、主虚、主寒"。

又曰："吐已下断，汗出而厥，四肢拘急不解，脉微欲绝者，通脉四逆加猪胆汁汤主之。"（390）

胡希恕

【释】此承同书388条（本章前述）"吐利汗出，发热恶寒，四肢拘急，手足厥冷者，四逆汤主之"而言。意思是说：服四逆汤后，虽吐利均止，但汗出而厥，四肢拘急不解，且脉微欲绝，此虚脱益甚也，故以通脉四逆加猪胆汁汤主之。

【按】古文词句简练，论中凡谓不解，多暗示依法服药后而还不解。本条霍乱吐利猛剧，伤胃气，亡津液迅烈异常，服四逆汤后虽吐利得止，但仍汗出而厥，四肢拘急不解，由于更见脉微欲绝，虚衰恶化甚明，故易以通脉四逆加猪胆汁汤治之。

段治钧

〈注〉"已""断"，均是解除的意思。此承同书388条，服四逆汤后呕吐和下利均止。但条文中汗出而厥，四肢拘急未解，且增加了脉微欲绝。脉微欲绝，乃汗出亡血心衰之象。本条主证在汗出而厥，此汗出不是热证也不是阳复迹象，而是虚脱之势，证情不是好转而是进一步恶化，故以通脉四逆加猪胆汁汤主之。

严重的里虚阴寒证，不用四逆汤而用通脉四逆汤，若仍嫌力不足，乃加猪胆汁。猪胆汁，属刺激性的兴奋药物。

〈按〉方药见本章前（317条）。

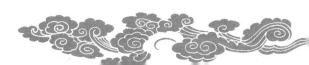

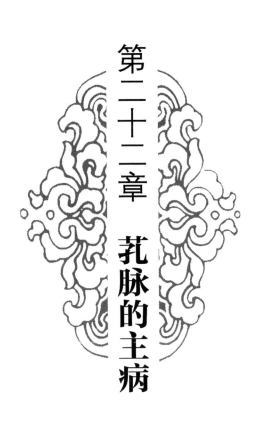

第二十二章　芤脉的主病

主虚劳、血不足

《伤寒论》曰："脉浮而芤，浮为阳，芤为阴；浮芤相搏，胃气生热，其阳则绝。"（246）

胡希恕

【释】浮为太过，主表主热；芤为不及，主津血不足。脉浮于外而芤于内，为热亢于外而津血不足于内。浮芤相搏，即热与津虚互相影响，使热者愈热，而虚者愈虚。由于津液外越，胃中干而生热，故使阳绝于里。

【按】此论津液自虚，非因他故亡失者，故专以脉论。津虚本可致热，热盛更使津虚，二者相搏，必致胃气生热，相绝于里，大便硬自在言外也。

200

段治钧

〈注〉脉浮而芤，即轻取浮大，重按觉血行滞涩而无物。芤脉乃浮大其外、空涩其内之象，故主血虚、虚劳。亦有谓芤为应指两头有、中间无者，实非。

浮为阳，芤为阴。此处的阴阳系指脉的属性。脉浮于外而芤于内，为阳亢于外，津血不足于内。

其阳则绝者，此处的阳字指津液，当有别于本条中前一个阳字，不可不知。

〈按〉本条暗示，大便硬除阳明热盛里实，消铄津液；汗出伤津，亡血失液；还有病人体质津液自虚者，须知。

浮为阳者，谓卫气强于外也；芤为阴者，谓荣气虚于内也。荣卫不和，当自汗出不已，以致胃中干生热，阳（津液）绝于里，大便因硬也。可与同书53条互参。本条和同书245条均承244条，说明亡失津液大便成硬的不同情况。

《金匮要略》曰："夫失精家，少腹弦急，阴头寒，目眩，发落。脉极虚芤迟，为清谷，亡血，失精。脉得诸芤动微紧，男子失精，女子梦交，桂枝加龙骨牡蛎汤主之。"（六，8）

胡希恕

【释】少腹拘急，阴头寒，阳气下虚也；目眩、发落者，虚火上亢也。脉急虚芤迟，为清谷、亡血、失精之候；若脉芤动微紧，在男子则为失精，在女子则为梦交。均以本方主之。

【按】失精、梦交，大都由于情欲妄动，心神失宁，因生梦幻所致。龙牡之用，不只为固精，而主要在于敛神定志，而止动悸。心动悸则脉亦应之动摇不定。少腹弦急，阴头寒，故脉应之微、紧。脉芤主亡血、失精，今与动微紧同时互见，故肯定知为失精、梦交也。

段治钧

〈注〉本条主述这样三层意思：脉极虚芤迟，芤为虚，迟为寒，是久失精之脉，亦主清谷（下利清谷）、亡血之脉，也可以说这是泛论诸虚之脉。若芤脉与动微紧同见，因心神不宁或胸腹动悸，脉应之动（脉象），微主不足，紧为寒，综合观之，则肯定在男子则为失精，在女子则为梦交（梦中性交）。失精家（指经常梦遗、滑精之人），其证少腹弦急（按之紧绷不柔软，且腹肌拘急），阴头寒，这是下焦虚寒甚的表现；目眩、发落，这是因为虚证多有气上冲，下焦虚寒则虚阳（虚热）伴冲气上亢的缘故。

桂枝加龙骨牡蛎汤方

桂枝、芍药、生姜各三两，甘草二两，大枣十二枚，龙骨、牡蛎各三两。

上七味，以水七升，煮取三升，分温三服。

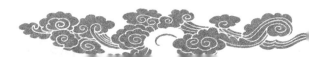

〈**方解**〉龙骨、牡蛎均为强壮性的收敛药，而有作用于烦惊不眠以及幻觉等神经症，尤其有治胸腹动悸的功能。故桂枝加龙骨牡蛎汤治桂枝汤证而胸腹动悸、烦惊不安，或有虚脱证者。

〈**按**〉《伤寒论》和《金匮要略》中，均没有芤脉单象脉主病的原文，兹举以上两条兼象脉辨证的条文，以说明芤脉的应用。

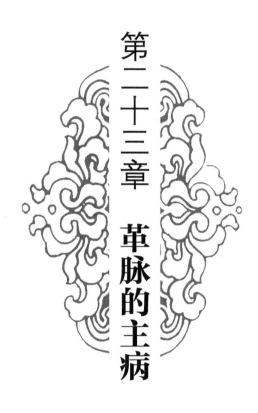

第二十三章 革脉的主病

主亡血、妇人漏下、男子失精

《金匮要略》曰："脉弦而大，弦则为减，大则为芤，减则为寒，芤则为虚，虚寒相搏，此名曰革，妇人则半产漏下，男子则亡血失精。"（六，12）

胡希恕

【释】脉虽弦劲，但如按鼓皮，其内空虚，故谓"弦则为减"。脉虽粗大，但按如葱管之中空，故谓之"大则为芤"。弦减则为寒，大芤则为虚。虚寒相搏，则名为革者，谓弦大而芤者，即革脉也。得此脉者，虚且寒，在男子则为亡血失精，在女子则为半产漏下也。

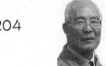

204

段治钧

〈注〉芤脉浮大中空，主血虚不足；弦脉绷直性能太过，若此弦脉乍按之弦劲，但细按之则无充实内容（亦中空之意），这种按则减的弦脉主寒。两者结合的兼象脉，即浮取大而硬，按之又中空无力的脉，则谓之革。革脉主男子亡血、失精，主女子半产漏下（有二义：一为妇女小产下血，或妊娠期间下血，也叫"胎漏"；二为非月经期间下血，淋漓不断）。

〈按〉弦大之脉本来多主有余，但按之中空无力，则为极虚的反常态现象。芤脉浮大中空者，以浮脉为形象；弦大中空者，以弦脉为形象。皆仔细寻按之可得也。

论中无革脉单象脉主病的条文，本条所择亦为兼象脉。

又曰："寸口脉弦而大，弦则为减，大则为芤，减则为寒，芤则为虚，寒虚相搏，此名曰革，妇人则半产漏下，男子则亡血。"（十六，8）

又曰："寸口脉弦而大，弦则为减，大则为芤，减则为寒，芤则为虚，寒虚相搏，此名曰革，妇人则半产漏下，旋覆花汤主之。"（二十二，11）

段治钧

〈注〉旋覆花汤治肝着而不治本条妇科病，故予改正不录其方。

〈按〉此三段文字，大同小异，依文意当是一条，总的看来是说芤脉和革脉主病的实例。其所以分属在三类杂病当中，盖《金匮要略》第六章讲血痹虚劳病；第十六章讲惊悸吐衄下血胸满瘀血病；第二十二章讲妇人杂病，均涉及这段文字所论脉证的内容，故后者不是前者的重出，其意甚明焉。

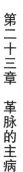

第二十三章 革脉的主病

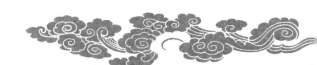

附录：方名索引

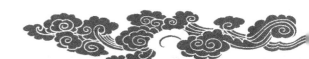

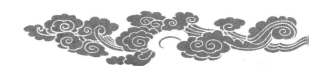